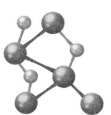
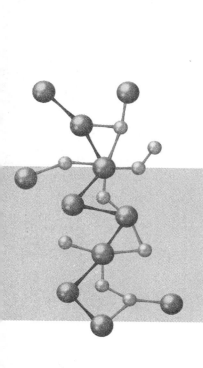

RhoA/Rho 激酶
与糖尿病肾病

吴甘霖◎著

U0309861

北方联合出版传媒（集团）股份有限公司
辽宁科学技术出版社

图书在版编目（CIP）数据

RhoA/Rho激酶与糖尿病肾病 / 吴甘霖著. -- 沈阳：
辽宁科学技术出版社, 2024.3
ISBN 978-7-5591-3463-9

Ⅰ. ①R… Ⅱ. ①吴… Ⅲ. ①糖尿病肾病 – 激酶 – 蛋
白酶抑制剂 Ⅳ. ①R692

中国国家版本馆CIP数据核字(2024)第043144号

出版发行：辽宁科学技术出版社
　　　　　（地址：沈阳市和平区十一纬路 25 号 邮编：110003）
印 刷 者：河北万卷印刷有限公司
经 销 者：各地新华书店
幅面尺寸：170 mm × 240 mm
印　　张：12
字　　数：180 千字
出版时间：2024 年 3 月第 1 版
印刷时间：2024 年 3 月第 1 次印刷
责任编辑：凌　敏
封面设计：优盛文化
版式设计：优盛文化
责任校对：康　倩

书　　号：ISBN 978-7-5591-3463-9
定　　价：88.00 元

联系电话：024-23284363
邮购热线：024-23284502
E-mail：lingmin19@163.com

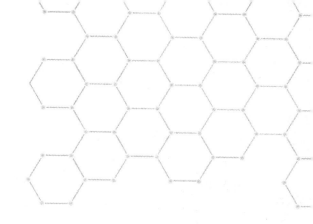

前　言

　　根据中国成年人的流行病学数据显示，糖尿病肾病是我国最常见的引起终末期肾脏疾病的病因，由其引起的终末期肾脏疾病病人数逐年激增，死亡率很高，相关的医疗费用在全球范围内不断增加。与之相矛盾的是，针对糖尿病肾病的特异性或有效治疗措施十分有限。目前针对糖尿病肾病的治疗策略主要限于对代谢危险因素的强化干预，如使用RAS抑制剂等。从这个角度来看，肾脏保护是糖尿病肾病治疗中的一个关键问题。

　　近十年来，针对糖尿病和糖尿病肾病的研究呈爆发式发展，与此同时，有关细胞信号转导的研究也成为近半个世纪以来生物医学领域中发展非常快的学科之一。细胞信号转导是细胞对外源性刺激加以分析后做出合适反应的能力，因此正确的细胞信号转导对于个体的存活十分关键；而信号转导异常对于人类许多疾病的发生发展过程至关重要（如糖尿病、心血管疾病和癌症等）。临床上针对这些疾病的药物治疗，大多数也是通过靶向信号通路发挥药理作用。

　　作为信号转导蛋白——小G蛋白家族中的重要成员之一，RhoA/Rho激酶系统在调控肌动蛋白细胞骨架，影响细胞形状和极性，促进细胞迁移、增殖和转分化等过程中发挥的重要作用日益受人瞩目。Rho激酶抑制剂法舒地尔已经在临床上应用于预防和改善蛛网膜下腔出血术后的脑

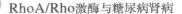
血管痉挛及其引起的脑缺血症状，并且拓展到一大类心血管疾病的治疗，包括脑和冠状动脉痉挛、心绞痛、高血压、肺动脉高压和心衰等。Rho激酶是心脑血管疾病重要的治疗靶点。

每一条信号通路的转导可以参与细胞内不同病理生理过程的调控，而疾病发生发展中的每一个病理生理过程又可以由多条不同的信号转导途径共同参与调控。糖尿病肾病和糖尿病心血管疾病之间同样存在许多共同的信号传导致病途径。所以，糖尿病肾病与糖尿病心血管疾病的发病机制有许多共同之处，特别是糖尿病肾病和糖尿病心血管疾病之间互为因果、相互影响。糖尿病肾病患者如果合并心血管疾病，其预后会明显变差。针对糖尿病肾病和心血管疾病的某些共同信号途径的治疗，有望给糖尿病肾病的防治带来新的进展，而 RhoA/Rho 激酶系统就具备这样的作用。

RhoA/Rho 激酶与心血管疾病之间的密切关系揭示了该激酶系统在糖尿病肾病方面的研究中，有可能给糖尿病肾病患者带来福音。在此背景下，为了了解 RhoA/Rho 激酶在糖尿病肾病发病中的重要性，本书总结了作者在读博士和临床工作期间所做的大量有关糖尿病肾病的动物实验和临床研究。

动物实验以 1 型糖尿病鼠为模型，以 Rho 激酶抑制剂法舒地尔进行干预。结果表明，法舒地尔通过抑制 Rho 激酶活性减轻糖尿病鼠肾小管上皮细胞间充质转分化和肾间质纤维化，E-cadherin/β-catenin 复合物的改变及转位促成了糖尿病鼠体内肾小管上皮细胞转分化的发生发展；法舒地尔减轻糖尿病鼠肾间质纤维化的作用机制与恢复肾小管上皮细胞的黏附特性与黏附连接复合体有关；抑制 RhoA/Rho 激酶通路并没有导致 TGFβ 的下调，Rho 激酶激活后致上皮细胞极性和黏附特性的改变可能存在与 TGFβ 信号通路相对独立的作用机制。盐酸贝尼地平是一种三通道钙拮抗剂，阻滞 T 亚型钙通道的作用强于 L 通道，所以具有良好的肾脏保护作用，以盐酸贝尼地平对糖尿病肾病鼠进行干预，以法舒地尔进行阳性对照。结果发现，贝尼地平可能通过抑制 Rho 激酶活性减轻糖尿病鼠肾小管上皮细胞间充质转分化和肾间质纤维化，其抑制 Rho 激酶的机制可能与其对 T 亚型钙通道的阻滞作用有关。

在我们的临床研究中，我们发现法舒地尔对早期糖尿病肾病患者有肾脏保护作用，其降低早期糖尿病肾病患者尿蛋白水平的机制可能与降低患者尿液 8-OHdG 的水平、减轻氧化应激以及降低尿液 CTGF、MCP-1 的水平有关，并且法舒地尔的肾脏保护作用独立于 RAS 系统阻断。作者也对糖尿病肾病与亚临床甲状腺功能减退（以下简称"亚甲减"）之间的关系做了一定的研究，通过观察早期糖尿病肾病合并亚甲减患者血氧化应激指标的变化，在给予左旋甲状腺素钠片干预后观察其对上述指标的影响，结果发现，亚甲减可能通过加重肾脏的氧化应激而加重糖尿病患者的肾脏损害，左旋甲状腺素钠片治疗糖尿病肾病合并亚甲减患者可能通过减轻氧化应激对肾脏产生保护作用。

总之，本书较为全面地梳理和总结了 RhoA/Rho 激酶系统与糖尿病肾病的相关知识和它们之间的关系及研究进展。希望可以为该激酶系统在糖尿病肾病中的作用机制提供一些新的思路和体内外研究证据，并且可以为那些希望能进一步研究糖尿病肾病的人提供一个新的阅读起点，或者有一些新的启发，搜集一些新的有用信息。当然，由于时间仓促，知识有限，本书难免存在纰漏，敬请各位批评指正。

吴甘霖

2023 年 11 月

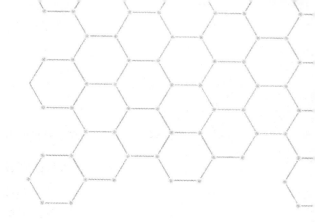

目　录

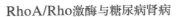

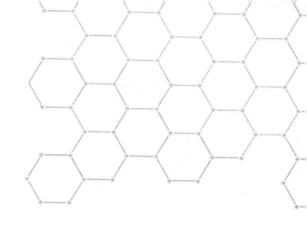

第1章　G蛋白家族的发现历程

　　细胞信号转导指的是各类细胞信号通过细胞膜和各类信号分子引起细胞基因和蛋白表达改变，信号转导异常会导致细胞生长分化和代谢障碍以及生物学行为异常，进而引起各种疾病的发生。人体内主要的细胞信号转导途径包括细胞内受体介导信号转导、离子通道型受体及其信号转导、G蛋白偶联受体（G-protein coupled receptor, GPCR）及其信号转导、单次跨膜受体介导的信号转导等。细胞信号转导遵循一般的基本路线（图1-1）。异三聚体G蛋白参与的跨膜信号转导途径属于非常保守的信号机制，因为具有GTP水解酶活性，所以称其为G蛋白。G蛋白的α亚基实际上是一种GTP酶，G蛋白激活的关键步骤是G蛋白的α亚基上的GDP（二磷酸鸟苷）为GTP（三磷酸鸟苷）所取代。在接受胞外信号后，细胞外的第一信使即配基，首先将信号传递给各种类型的GPCR，当受体被配体激活后，依次激活质膜内侧的G蛋白。活化的G蛋白通过调节腺苷酸环化酶的活性，使第二信使cAMP（环磷酸腺苷）水平发生变化，从而将细胞外信号转为细胞内信号，通过细胞内的效应器将信号逐级传递下去。

　　G蛋白的发现改变了整个细胞信号领域，但它不仅是细胞信号领域的重大发现，也给人类健康带来了福音。目前已知将近有50%的药物的作用靶点都是针对GPCR发挥药理效应，其中小分子药物占92%，多肽类药物占 5%，蛋白类药物占 2%，如临床常用的阿片类镇痛剂、抗抑郁药、血管紧张素受体抑制剂和抗组胺药等。

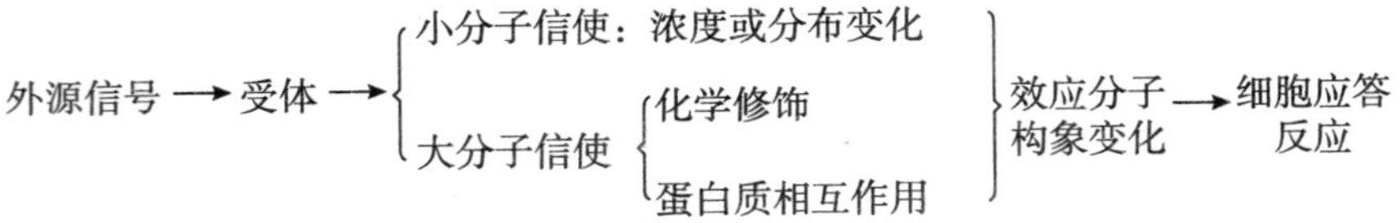

外源信号 → 受体 → {
小分子信使：浓度或分布变化
大分子信使 {
化学修饰
蛋白质相互作用
}
} 效应分子构象变化 → 细胞应答反应

图 1-1　细胞信号转导的基本路线

1994 年诺贝尔生理学或医学奖授予吉尔曼和罗德贝尔，罗德贝尔是首位提出 G 蛋白存在的科学家，而吉尔曼在此基础之上分离提纯了 G 蛋白。2012 年诺贝尔化学奖授予了罗伯特·莱夫科维茨与布赖恩·科比尔卡，莱夫科维茨是首位推测 GPCR 工作原理的科学家，而科比尔卡则在此基础上获得了 β 肾上腺素受体晶体结构，验证了莱夫科维茨的推测。所以我们可以认为，历史上伟大的发现总是有着惊人相似的地方。

1.1　G 蛋白的发现

1925 年 12 月 1 日，罗德贝尔出生在马里兰州，1954 年在华盛顿大学获得生物化学博士学位，1956 年成为国立心脏研究所的生物化学家，1985 年成为国家环境卫生科学研究所所长。1941 年 7 月 1 日，吉尔曼出生在美国康涅狄格州纽黑文，长大后，他在耶鲁大学主修生物化学，后受聘到克利夫兰的凯斯西储大学研究循环 AMP（腺苷—磷酸）（cAMP）。在此期间，他遇到了他一生的合作伙伴——罗德贝尔。

罗德贝尔认为计算机和生物有机体的基本信息处理系统是相似的。他断言，个体细胞类似的控制系统由三个不同的分子组成：鉴频器、传感器和放大器（也称效应）。鉴频器或细胞受体是接收外界信息的细胞；细胞传感器处理这些信息，穿过细胞膜；放大器通过放大这些信号来启动细胞内的反应或发送信息到其他细胞。为了使有机体发挥作用，信

号通过电流和特殊分子在人体各器官和细胞之间传递。1969 年 12 月和
1970 年 1 月，罗德贝尔与实验室的团队一起发现 ATP 有逆转胰高血糖
素的细胞受体结合的作用，因此完全从细胞中分离胰高血糖素。他接着
指出，反向绑定过程中 GTP 几乎是 ATP（腺嘌呤核苷三磷酸）速度的
1000 倍。罗德贝尔推断 GTP 可能是从细胞受体中游离胰高血糖素的活
性生物因子。他发现 GTP 刺激鸟嘌呤核苷酸活性蛋白，对细胞代谢产生
深刻影响。

　　1971 年，吉尔曼被任命为弗吉尼亚大学医学院药理学助理教授。他
发现了由三个不同的亚单位（称为异三聚体 G 蛋白）组成的 G 蛋白家族
改变了细胞信号领域。在整个 20 世纪 70 年代，越来越多的证据表明，
参与细胞信号传递的激素受体是血浆膜中的独立实体。吉尔曼和他的博
士后 Elliott Ross 使用一种名为 cyc- 的淋巴瘤细胞系的膜来研究这个问
题。在这些细胞膜上，他又添加了来源于小鼠 L 细胞的提取物，这是一
个保留了酶活性但缺乏激素受体的细胞。随后，这种"重组"系统起作
用了，并产生了荷尔蒙敏感的腺酰环化酶活性，但循环酶活性被热等灭
活的提取物仍然会将激素敏感酶完全重组。通过巧妙的实验，他们证明
这些提取物含有腺酰环化酶活性所需的迄今为止未知的调节成分，他们
把刺激鸟嘌呤核苷酸调节蛋白（G 蛋白）的 α 亚基称为 Gsα，因为它
结合了 GTP，并赋予腺苷环酶激素和 GTP 敏感性。最终，他们使用重组
分析，净化了蛋白质并确定了蛋白质的 DNA（脱氧核糖核酸）序列，将
研究成果发表在 1977—1978 年的一系列论文中。因此，罗德贝尔是首位
提出 G 蛋白存在的科学家，而吉尔曼在此基础之上分离提纯了 G 蛋白。

　　因为发现了 G 蛋白以及其在细胞信号转导中的作用，诺贝尔奖评委
会将 1994 年诺贝尔生理学或医学奖授予了吉尔曼和罗德贝尔。

1.2 G 蛋白偶联受体的发现

　　莱夫科维茨出生地在美国纽约，1943 年他出生于一个犹太家庭。在获得哥伦比亚大学医学院医学博士学位之后，经历了几年艰苦的临床科研训练工作后，莱夫科维茨被聘为杜克大学医学中心生物化学教授、医学教授，并且成为霍华德·休斯医学研究所的研究员，不久当选为美国科学院院士。科比尔卡出生地在美国明尼苏达州中部小城利特尔福尔斯，他是波兰后裔。科比尔卡 1981 年获得耶鲁大学医学院的医学博士学位。1984 年在杜克大学医学院从事科研工作，1989 年进入斯坦福大学医学院工作后，被聘为斯坦福大学医学院医学教授、分子与细胞生理学教授，同样也成为霍华德·休斯医学研究所的研究员。

　　19 世纪末，人类渐渐认识到感光色素视紫红质中的视蛋白可能是一种 GPCR，人们猜测其细胞表面存在某种物质，能够将细胞的生理信号从胞外传递到胞内。然而当时的热门研究是受体生理功能的特异性激动剂或拮抗剂，以及配体受体信号传递的细胞内过程及其机制，如腺苷酸环化酶和第二信使环磷腺苷的发现，以及 cAMP 依赖的蛋白激酶和 G 蛋白的发现等。关于 GPCR 受体生化本质的研究进展相对缓慢，甚至一度有人怀疑这种受体的真实存在性。直到 20 世纪 60 年代末，莱夫科维茨为了标记配体促肾上腺素皮质激素，采用放射性同位素碘标记的方法来示踪促肾上腺素皮质激素受体，首次成功观察到体外促肾上腺素皮质激素结合到某种受体上。1980 年，莱夫科维茨提出了三元复合物模型（ternary complex model）。三元复合物指的是信号传递的基本单位包含细胞外的配体、跨膜的 GPCR 和细胞内的 G 蛋白。莱夫科维茨还提出了十分有趣的生理学上的"热力学定律"理论，即信号传递过程中蛋白质的空间构象的改变具有级联放大效应，如胞外区配体和受体的结合可进一步促进胞内区 G 蛋白与受体的结合；G 蛋白与配体的结合同样可以促进配体与 GPCR 的结合。正值莱夫科维茨的研究如火如荼时，科比尔卡作为博士后加入了莱夫科维茨实验室。他首先参与了 β 肾上腺素受体的克隆与测序，发现了一个十分有意思的现象：GPCR 超级受体家族成员尽管种类繁多，各有各的功能，但是都具备共同的七个跨膜 α 螺旋结构，整个信号传导过程都依赖这种共同的螺旋结构。

科比尔卡离开莱夫科维茨实验室，在斯坦福大学对 GPCR 的结构解析进行了漫长和极具挑战的研究。他同另外两位科学家合作，经历了无数的艰辛和失败，尝试了无数种方法，最终采用多种抗体并添加胆固醇、利用分子克隆生物技术等获得了未结合配体状态下的 β 肾上腺素受体晶体结构，科比尔卡的科研工作进一步验证了莱夫科维茨的推测，为 GPCR 的研究画上了圆满的句号。

早期在用 X 射线晶体衍射技术获得盐沼盐杆菌的细菌视紫红质的结构之后，科学家发现 GPCR 和细菌视紫红质的结构存在相似性，因此获得了 GPCR 结构的初步模型。但是，GPCR 的工作机理与细菌视紫红质并不相同，结构上也有差异。直到 2000 年，牛视紫红质的晶体结构被科学家成功解析出来之后，人类才正式发现了第一个哺乳动物 GPCR。2007 年，第一个人类 GPCR（β2 肾上腺素能受体）的结构被发表出来。β2 肾上腺素能受体的构象与牛视紫红质虽然高度相似，但在第二个膜外环的构象上却有很大差别。为了鼓励接下来的研究，2012 年诺贝尔化学奖授予了莱夫科维茨与科比尔卡，以奖励他们在 GPCR 领域做出的卓越贡献。至此，GPCR 才被公众所知晓。在此基础之上，中国科学院上海药物研究所研究员吴蓓丽教授与美国科学家合作，成功解析了世界上首个 B 型 GPCR-胰高血糖素受体的详细分子结构图，于 2017 年 5 月 17 日在 Nature 期刊上发表了该研究成果。这次的成功解析将为研发更多的新药物奠定基础，特别是针对包括糖尿病在内的多种代谢性疾病的新药物。截至 2018 年，FDA（美国食品药品监督管理局）批准的 GPCR 相关靶向药物共计 475 个，占 FDA 批准的所有药物的 34%。在一项新的研究中，FDA 研究了葡萄糖调节中的一种至关重要的组分。他们的发现

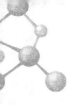

揭示了一种胰高血糖素受体的结构。

1.3 小G蛋白的发现

在庞大的G蛋白家族中，有一类比较特殊的成员。这类G蛋白可以和鸟苷酸结合，受鸟苷酸调节，具备GTP酶活性，但因其不以 α、β、γ 三聚体形式存在，而是单体分子，所以分子量较小，只有 20～30kDa，所以被称为小G蛋白。小G蛋白包括5个亚家族：Ras（rat sarcoma）、Rho（RAS homolog gene family）、Rab（RAS-related protein）、Arf（ADP-ribosylation factor）/Sar（secretion-associated, RAS-related protein）和Ran（RAS related nuclear protein）。由于最先被发现的小G蛋白是致癌基因Ras，人们习惯性称小G蛋白家族为Ras超家族。随着对全基因组的深入解读，人们在实验酵母 S.cerevisiae 的基因组中鉴定出30个小G蛋白基因，其中，Ras亚家族4个、Rho亚家族6个、Rab亚家族11个、Ran亚家族2个、Arf/Sar亚家族7个。在哺乳动物基因组中存在19个Ras成员、15个Rho成员、42个Rab成员、16个Sar成员和1个Ran成员。在小G蛋白家族成员中，最重要的是Ras亚家族和Rho亚家族。

Rho基因最先是从Aplysia（雨虎）的腹腔神经节cDNA文库中分离出来的，编码的蛋白质中35%的氨基酸与Has同源。在果蝇、大鼠、人体中等均可发现Rho进化中高度保守的区域。基因序列分析显示，人与果蝇的Rho基因85%具备同源性。人类Rho小G蛋白又称"Ras相关单体GTP酶"，其庞大的家族有众多的组成成员，分别是RhoA、RhoB、RhoC、Rac1、Rac2、Rac3、Cdc42、RhoD、Rnd1、Rnd2、RhoE/Rnd3、RhoG、TC10、TCL、RhoH/TTF、Chp、Wrch-1、Rif、RhoBTB1和RhoBTB2。RhoA、RhoB和RhoC（统称Rho）的效应结构域有相同的氨基酸序列，有相似的细胞内靶点。

20世纪90年代中期，日本2个研究小组和新加坡1个研究小组独立鉴定了Rho激酶的效应作用，命名为Rho激酶α/ROKα/ROCK2，Rho激酶β/ROKβ/ROCK1，是Rho激酶亚型之一。此后，Rho激酶α/ROKα/ROCK2和Rho激酶β/ROKβ/ROCK1被统称为Rho激酶。由于Rho2个亚型全身缺失引起小鼠胚胎致死现象，因此每个亚型位置特异性缺失应该可以研究亚型之间的功能差异。

除了Rho激酶，其他几个蛋白也有Rho激酶效应，包括蛋白激酶N，rhophilin，rhotekin，citron，p140mDia和citron激酶。然而，这些分子的Rho激酶效应仍有待确认。Rho激酶底物也已鉴定，包括肌球蛋白磷酸酶肌球蛋白结合亚基，ERM（ezrin/radixin/moesin，埃兹蛋白/根蛋白/膜突蛋白）蛋白家族，adducin,intermediate filament（vimentin），Na^+-H^+交换器和LIM激酶1。随后证实，Rho激酶通过抑制肌球蛋白磷酸酶的肌球蛋白结合亚基而增加肌球蛋白轻链（myosin light chain，MLC）磷酸化。

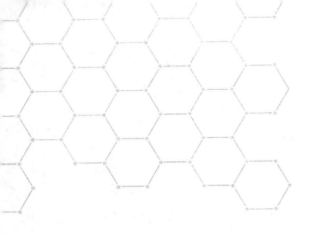

第2章 G蛋白和小G蛋白的基本生物学

G蛋白在各种生物信息转导过程中起着关键作用。因此，了解G蛋白的结构、调节机制和生理功能对于理解细胞的生物学功能和各种疾病的发生有重要的意义。

2.1 G蛋白的种类和结构

G蛋白在原核生物和真核生物中均有广泛分布，种类繁多，迄今已发现40多种，其中Gα有20种，是3种亚单位中最重要的，称功能性亚单位。Gβ和Gγ分别有6种和12种，可协调细胞反应。通过G蛋白传输信号的受体种类有100多种。不同的受体通过与其相应配体作用后，再与不同种类的G蛋白偶联，发挥不同的生物学效应。根据其生物学效应的不同，可以将G蛋白分为4种不同的基本类型：刺激性G蛋白（stimulatory G proteins, Gs）、抑制性G蛋白（inhibitory G proteins, Gi）、转导性G蛋白（transducing G proteins, Gt）和其他G蛋白（other G Proteins, Go）；根据其亚基组成及分子量大小，可以将G蛋白分为异源三聚体G蛋白（heterotrimeric G protein）、小G蛋白（small GTPase）和几种特殊的GTP结合蛋白。G蛋白偶联受体现已确定种类有千余种，还会不断地发现新的受体，它们均具有类似的分子结构，属同一蛋白家

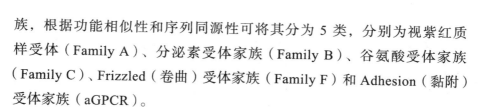

族，根据功能相似性和序列同源性可将其分为 5 类，分别为视紫红质样受体（Family A）、分泌素受体家族（Family B）、谷氨酸受体家族（Family C）、Frizzled（卷曲）受体家族（Family F）和 Adhesion（黏附）受体家族（aGPCR）。

G 蛋白一般位于细胞膜上，属于一族复合蛋白质，分子量大约为100kDa，是由 a、β、γ 三个亚单位组成的异构三聚体，不同的 G 蛋白所含的亚基也是不同的。G 蛋白的 α 亚基具备结合 GTP 及 GTP 酶的活性，β、γ 亚基则协助 α 亚基在膜上抛锚。虽然目前并不十分了解 G 蛋白的具体空间构象，但可以确定的是，当 G 蛋白结合 GDP 的时候，细胞信号处于关闭状态；当 G 蛋白结合 GTP 的时候，空间构象发生改变，细胞信号处于开启状态，因此可以形象地称 G 蛋白为分子开关。G 蛋白偶联受体大部分由 300 ~ 400 个氨基酸残基组成，主体包含 7 段跨细胞膜的 α - 螺旋组成的结构域，位于胞外的是氨胞外 N 端，是受配体结合的区域；位于胞内的是羧基端（C 端，C-terminus）和 3 个膜内环（Loop），与配体结合区是一个较长的细胞外 N 端，跨膜区域是疏水性氨基酸组成的 7 个跨膜 α - 螺旋，每个 α - 螺旋含有 22 个疏水性氨基酸，膜内则是含若干丝 / 苏氨酸磷酸化位点的肽链 C 端。

2.2　G 蛋白的作用机制

G 蛋白发挥生物学作用的关键在于 G 蛋白偶联受体。G 蛋白偶联受体能特异结合细胞膜表面的外来信号，这些外来信号又称第一信使。第一信使多种多样，如神经递质、激素、趋化因子、生长因子和局部介质等，它们又称为配体，配体与受体结合后作用于 G 蛋白，发挥向胞内传递信息的作用。G 蛋白偶联受体的 7 个跨膜 α - 螺旋为接受外来信号的部位，在外来信号的刺激下，α - 螺旋中的 3、6 部位发生构象改变，作用于胞内区域，使之发生结构改变，从而暴露出 G 蛋白的结合部位。研究发现，受体的胞内第三个环状结构的 G 端为 Gα 结合部位。由于 G 蛋白的结合位点与 GDP 相距较远，故受体与 G 蛋白结合后必须远距离作用，使 Gα 结构改变。

2.3 小 G 蛋白的结构、作用机制和生理功能

小 G 蛋白的结构：在漫长的真核生物进化过程中，小 G 蛋白相当保守，所以小 G 蛋白家族成员具有同源性较高的氨基酸序列、典型并高度保守的结构域，在酵母、植物和人类中，信号传导的调控机制也极其相似。每个小 G 蛋白氨基酸包含保守的 4 个（Ⅰ，Ⅱ，Ⅲ，Ⅳ）鸟苷酸结合结构域以及 1 个与下游效应分子结合的效应区（E 区）。不同亚家族小 G 蛋白既有结构上的共性，又有各自的多样性。晶体结构分析表明，小 G 蛋白的 GTP 结合结构域可以细分为 5 个非常保守的模体（G1 ～ G5）。小 G 蛋白调控区域分为上游调控区（Switch Ⅰ）和下游调控区（Switch Ⅱ），分别与其上、下游的效应器分子结合，传递生理信号。Rab、Ras 和 Rho 亚家族蛋白质的 C 末端还呈现异戊二烯化的结构，能够被脂质化修饰（图 2-1）。

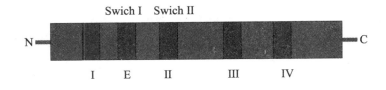

图 2-1 小 G 蛋白的结构

小 G 蛋白的作用机制：传递信号的过程先与上游的效应器分子结合后被激活，再与下游的效应器分子结合后发挥作用，所以小 G 蛋白的调控区域分为上游调控区和下游调控区。在这个过程中，其分子结构呈现出两种形式并且相互转换：与二磷酸鸟苷（Guanosine diphosphate, GDP）结合的失活态和与三磷酸鸟苷（Guanosine triphosphate, GTP）结合的激活态。上游的刺激信号使 GDP 从小 G 蛋白中解离下来，这一分子过程

由质膜上的鸟苷酸交换因子（guanine nucleotide exchange factor, GEF）参与完成，并使小G蛋白成为与GTP结合的激活态，激活态的小G蛋白通过下游的一个或多个特异的效应器结合位点与多个蛋白质相互作用，信号传递的过程就是与蛋白质的相互作用过程。值得注意的是，激活态的小G蛋白在完成信号传递的使命后必须依赖GTPase水解酶失活，从而关闭信号传导。但小G蛋白的GTPase水解酶活性微弱，需要GTP酶激活蛋白（GTPase-activating protein, GAP）显著提高GTPase水解酶活性（图2-2）。

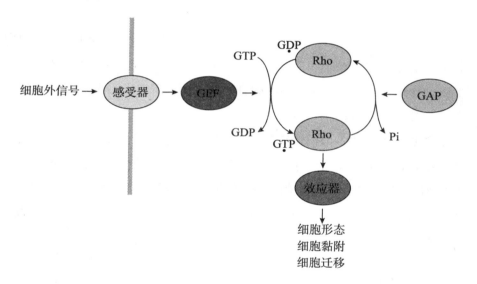

图2-2　小G蛋白的作用机制

小G蛋白的生理功能：小G蛋白的5个亚家族分别调控细胞的不同生命活动。Ras家族主要调控细胞的增殖和基因的表达，Rho家族主要调控细胞骨架网络、细胞移动、细胞增殖、细胞周期的进程、细胞壁的合成以及MAP激酶（丝裂原激活蛋白激酶）信号传导过程，Rab家族和Arf/Sar家族调控囊泡运输和笼形蛋白的形成，Ran家族调控核质运输、微管形成、有丝分裂的纺锤体形成及细胞分裂后核膜的组装。

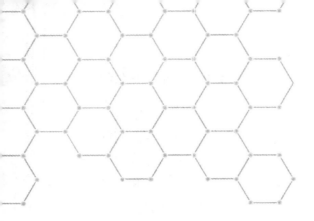

第3章　Rho 家族概述

小 G 蛋白中的 Rho 家族参与细胞中多种生物学过程的调控,在细胞骨架动力学、肌动蛋白(actin)的组织调节、细胞周期进程中起到十分关键的作用,特别是对于真核细胞骨架的作用,所有小 G 蛋白 Rho 家族的成员都参与调控。

在 Rho 家族中,人们研究较为深入的是 Rac1、Cdc42 和 Rho 蛋白家族(RhoA、RhoB、RhoC)。研究表明,这些蛋白在细胞运动、细胞 - 细胞相互作用、细胞内吞作用以及胞外分泌等基本的生理过程中发挥作用,同时能够调控细胞形状、细胞极性等基本特性,并且与肿瘤的发生发展有着密不可分的联系。

3.1　Rac1 概述

Rac 全 称 为 Ras-related C3 botulinum toxin substrate 1(Ras 相 关的 C3 肉毒素底物),是 Rho 家族成员之一。Rac 家族由 Rac1、Rac2、Rac3 以及 Rac1b(Rac1 的剪切突变体)组成。Rac1 在各种组织中均广泛分布;Rac2 分布则比较局限;主要被发现于血液细胞,而 Rac3 主要在神经元表达。目前对于 Rac1 的研究相对较多,认识也比较全面。Rac1 基因位于第 7 号染色体的 P22,由 7 个外显子构成,长约 29 kb。

Rac1 基因的转录产物有 1.2 kb 和 2.5 kb，正如小 G 蛋白分子开关的特点，Rac1 同样可在活性型 GTP 结合形式和限制型 GDP 结合形式之间相互转换。这 2 种活性形式间的循环构成了 Rac1 发挥生物学功能的基础。

Rac1 调节细胞骨架的机制有多种途径，如与胰岛素受体酪氨酸激酶 p53（insulin receptor tyrosineinase substrate p53, IRSp53）结合，进而形成 Rac-RSp53-WAVE2-Abil 复合体。该复合体作用于细胞，会使细胞表面褶皱减少，肌动蛋白发生聚合，并形成前端伪足。也有实验研究表明，Racl 参与调节内皮细胞迁移，该作用可能通过白细胞介素 -8（interleukin8, IL-8）诱导，IL-8 调节 PI3K-Racl 通路调控肌动蛋白重组及细胞运动，Rac1 也参与细胞转录因子的调控。激活型的 Rac1 及其 GTPase 活化蛋白（RacGAP）能与转录信号转导子和活化子 3（signal transducers and activators of transcription, STAT3）形成复合物，诱导 STAT3 丝氨酸和酪氨酸磷酸化，使其转位进入细胞核，开启靶基因的活化和细胞的转录，而失活的 Rac1 无此作用。Rac1 还能影响细胞增殖和凋亡。Rac1 使细胞增殖是通过增强细胞之间的黏附来实现的，细胞之间黏附性增强，调控细胞周期的信号转导途径被活化，引起细胞增殖；Rac1 抑制剂能够呈剂量依赖性地增强姜黄素诱导的肺癌 A549 细胞的细胞凋亡率，同时 A549 细胞的吞噬能力也得到增强，说明 Rac1 不但可抑制细胞的凋亡，并有可能使细胞自身的生物学功能得到增强。

3.2 Cdc42 概述

Cdc42 全称为 cell division control protein 42 homolog，即细胞分裂周期因子 42，是 Rho 家族的重要成员之一。Cdc42 具备与 Rac1 相似的功能，如调节细胞黏附、作用于细胞转录和增殖，并参与细胞迁移、极性建立和胞膜运输，与细胞骨架中的肌动蛋白重排也有一定关系。虽然这些功能与 Rac1 相似，但具体的分子调节机制或具体的信号通路有所

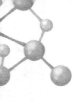

不同，也就是说它们各自在特定的信号环节上发挥特定的作用。比如，Cdc42 有众多的下游效应调节蛋白，如作用于下游的 Cdc42 作用蛋白 4（Cdc42-interacting protein 4, CIP4），还有 p21 活化激酶（p21 activated kinase, PAK）、Par6（partitioning defective 6）、Wiskott-Aldrich 综合征蛋白（Wiskott-Aldrich syndrome protein, WASp）以及含 IQ 模体 GTP 酶活化蛋白（IQ motif containing GTPase activating protein, IQGAP）等在内的支架蛋白和 [2-4] 混合谱系激酶（mixed-lineage kinase, MLK）等。

Cdc42 参与调节肌动蛋白细胞骨架，是重要的脊椎动物细胞形态异质性的调节器，Cdc42 的活化可促使富含肌动蛋白的膜表面的丝状伪足突起。以整合素为基础的黏附复合体的形成依赖于 Cdc42 诱导的细胞骨架的改变。Cdc42,Racl 和 RhoA 三者之间的活性存在着正反馈关系，Cdc42 可以激活 Racl，Racl 又可激活 RhoA。对于细胞的迁移运动来说，Cdc42 参与确定细胞的运动方向，Rho 和 Rac 维持细胞的迁移过程。

3.3　Rho 蛋白亚家族概述

RhoA、RhoB、RhoC 等 3 个蛋白是 Rho 蛋白亚家族成员。它们具有高度同源性，其氨基序列结构约有 85% 相同。RhoA、RhoB 和 RhoC 表达于人类各种组织和细胞中，但不同组织细胞的表达水平和生理功能既有相同之处，也有明显差异。比如，RhoA 蛋白和 RhoC 蛋白的生理功能尤其在恶性肿瘤中的特点和作用较为相似，它们在多种恶性肿瘤中表达水平都很高，与肿瘤分期和转移的关系密切。而 RhoB 是 Rho 亚家族中很独特的一个分子，虽然具备与 RhoA、RhoC 的同源性，但其在组织细胞中的表达定位和功能并不相同。RhoB 定位于细胞膜或早期核内体上，主要调节肌动蛋白应力纤维，参与细胞表面受体的细胞内转运，并调控细胞膜内化行为以及细胞泡状结构的形成、胞内囊泡的运输。目前较多研究显示，与 RhoA、RhoC 截然不同，RhoB 是一种抑癌因子，参与各

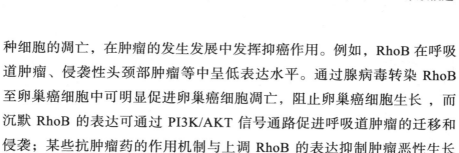

种细胞的凋亡，在肿瘤的发生发展中发挥抑癌作用。例如，RhoB 在呼吸道肿瘤、侵袭性头颈部肿瘤等中呈低表达水平。通过腺病毒转染 RhoB 至卵巢癌细胞中可明显促进卵巢癌细胞凋亡，阻止卵巢癌细胞生长，而沉默 RhoB 的表达可通过 PI3K/AKT 信号通路促进呼吸道肿瘤的迁移和侵袭；某些抗肿瘤药的作用机制与上调 RhoB 的表达抑制肿瘤恶性生长并诱导肿瘤细胞凋亡有关。

RhoC 可以使细胞发生定向迁移，并且可以整合细胞外信号并传递到下游通路。因为 RhoC 主要参与形成黏着斑和肌动蛋白应力纤维，所以 RhoC 在肿瘤的恶性增殖和恶性侵袭、上皮间充质转分化等生物学行为中发挥着重要作用。体外实验结果表明，与正常细胞相比，肿瘤细胞的 RhoC 水平增加与癌细胞干细胞相关的基因表达水平增加有关，如果抑制 RhoC 的表达将导致癌细胞干细胞基因表达的减少，这表明 RhoC 可能在癌细胞干细胞诱导中起到了重要作用。

与其他 Rho 小 G 蛋白，如 Rac1 和 Cdc42 相比，在细胞应对胞外刺激的过程中，RhoA 所发生的形态改变可能起着决定性的作用，因此其成为人们研究 Rho 蛋白的焦点。

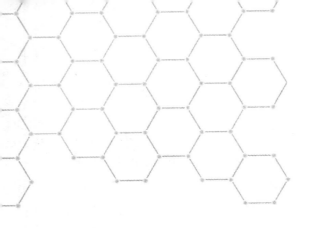

第4章　RhoA/Rho 激酶的作用机制

科学家们利用 X 射线高分辨率技术得到了十分直观具体的 RhoA 晶体结构。现代研究发现，RhoA 作为一种单体形式的 G 蛋白，具有催化功能的主要氨基酸结构都很保守，这些氨基酸在 GTP 水解过程中发挥结合、稳定和调控的作用。从序列上分析其结构，RhoA 的 N 端包含了结合和水解 GTP 功能的大部分氨基酸，这些集中分布的氨基酸负责调控与 GTP 或 GDP 结合引起构象改变的两个关键区域：SwitchI 和 SwitchII。RhoA 的 C 端负责蛋白的正确定位和翻译后修饰功能。

4.1　RhoA 的调控机制

Rho 家族具有特定和固有的激活调控机制，和其他 Rho 蛋白家族的成员一样，RhoA 也不例外，即不断循环于结合 GDP 的失活态和结合 GTP 的激活态。这种动态循环状态有赖于重要的 3 种调控因子，即GEFs、GAP 和鸟嘌呤核苷酸解离抑制剂（RhoGDIs）。RhoA 结合 GDP或者 GTP 的循环过程有赖于 GEF 和 GAP 的协调作用。RhoA–GDP 被GEF 催化后可以转换为 RhoA–GTP，由此 RhoA 被激活；RhoA–GTP 被GAP 催化水解，使 GTP 的 γ 磷酸基团位点解离，RhoA–GTP 又转换为RhoA–GDP。RhoGDIs 的作用相对复杂，早期针对 RhoGDIs 的研究结果表明它可以作为 RhoA 的负调控因子，但近期研究发现 RhoGDIs 不仅起到负调控作用，还"暗中"操纵着 Rho GTP 酶的活性，虽然其具体操纵机制还不十分清楚。它作为 Rho GTP 酶的负调控因子，可协助 Rho GTP 酶在膜间穿梭，引起不同的 Rho GTP 酶之间的交互作用。

RhoA-RhoGDIs 复合物存在于胞质溶胶中，并且 RhoA 的活性 GTP 结合形式位于膜上。包括 IκB 激酶 γ（IKKγ）在内的 GDI 置换因子（GDFs）解离 RhoA-GDI 复合物，允许通过 GEF 激活 RhoA。此外，RhoA 中 Tyr42 磷酸化和 Cys16/Cys20 氧化的修饰以及 RhoGDI 的 Tyr156 磷酸化和氧化促进了 RhoA-RhoGDI 复合物的解离。RhoA 的表达通过转录因子，如 c-Myc、HIF（缺氧诺导因子）-1α/2α、Stat 6 和 NF-κB（核因子κB）以及一些已报道的微小 RNA（核糖核酸）来调节。在胞质溶胶中，活化的 RhoA 通过丝状肌动蛋白（F- 肌动蛋白）依赖性（"肌动蛋白开关"）或非依赖性手段诱导转录变化。RhoA 调节多种转录调节因子的活性，如血清反应因子（SRF）/MAL、AP-1（激活蛋白 -1）、NF-κB、YAP/TAZ、β- 连环蛋白（β-catenin）和 HIF-1α。RhoA 本身也通过一种尚未发现的机制定位于细胞核。

GEF 是 RhoA-GTP 酶的主要激活剂，而 GAP 具有失活 RhoA 的功能。RhoA 有几种 GEF 和 GAP，根据具体情况，特定的 GEF 或 GAP 作用于 RhoA。一般来说，GEF 和 GAP 具有多个结构域，使它们能够与其他蛋白质和脂质相互作用，并定位或成为蛋白质复合物支架的一部分。在某些情况下，GEF 和 GAP 结构域在一个蛋白质中，提供了与两个信号过程互连的有效手段。RhoA 和 GEF/GAP 也可能存在调节 RhoA 活性的时间和特殊区室，这些区室是为响应几种特定刺激而形成的。GEF 和 GAP 本身受蛋白质 - 蛋白质相互作用的调节，成为定位区或正在进行的翻译后修饰。在要求定位到细胞中特定区域的实例中，p115RhoGEF/LARG 定位并结合质膜中的活性异三聚体 Gα12 和 Gα13，导致 RhoA 激活。因此，RhoA 需要定位在 Gα12 和 Gα13 附近，以便被激活。在

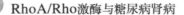

翻译后修饰的情况下，活性形式的 Vav 是 Tyr174 磷酸化的，然后通过其 SH2 结构域与目标 Rho 蛋白相互作用。最近的研究表明，对磷酸化 Tyr174-Vav2 与磷酸化 Tyr42 RhoA 结合，导致 RhoA 活化；上述 2 种 Tyr 磷酸化都是由 Src 酪氨酸激酶引起的。

Rho-Gtpase 经过翻译后修饰，包括磷酸化、泛素化和 AMP 酸化，这导致其功能的改变。众所周知，蛋白激酶 A（PKA）磷酸化 RhoA-Ser188 并增加 RhoA 对 RhoGDI 的亲和力，导致 RhoA 失活。血管平滑肌细胞中的环磷酸鸟苷依赖性蛋白激酶（PKG）同样磷酸化 RhoA-Ser188，通过 RhoA（残基 1-44）和 PKG1α（残基 1-59）之间的直接相互作用，在 RhoA 中产生相同的作用。

此外，在雌二醇的刺激下，AMP 激酶 α1 在血管平滑肌细胞中磷酸化 RhoA-Ser188，也导致 RhoA 抑制。最近，ERK 报道了磷酸化 RhoA-Ser88 和 Thr100，然后在 EGF（表皮生长因子）刺激下上调 RhoA 的活性，尽管报道中没有明确确定信号下游成分。

值得注意的是，RhoA 的激活与 c-Myc 的增加密切相关，通过 NF-κB 活化或增加 β-catenin 水平表达。在 RhoA 的直接下游，ROCK1 直接在 Thr58 和 / 或 Ser62 磷酸化 c-Myc，导致 c-Myc 的稳定及其转录活性的激活。Nuclear ROCK2 还磷酸化 p300 乙酰转移酶，导致该区域的整体乙酰转移酶活性增加。因此，我们推断初始 RhoA/ROCK 激活的正反馈回路，导致 c-Myc 表达 /p300 激活或 NF-κB 激活，最终导致癌症细胞中 RhoA 表达增加。值得注意的是，RhoA 的缺失导致致癌 c-Myc 水平的缺乏，因为 c-Myc 是许多癌症类型中启动合成代谢和促进细胞生长的主转录因子。众所周知，RhoA-SRF 轴在调节谷氨酰胺酶表达以利用癌症细胞中的谷氨酰胺时与 c-Myc 途径直接相互作用。

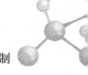

4.2 RhoA 的效应蛋白——Rho 激酶

目前所发现的能够与 RhoA 直接作用的调控因子和效应蛋白有许多种，它们相互作用的方式是通过 SwitchI 和 SwitchI 区域与 RhoA 结合，启动下游信号途径。主要有 Rho 激酶 1 和 Rho 激酶 2（ROCK1 和 ROCK2）、mDia（又称为 DRFs）、PRK1 和 PRK2、rhoteckin、rhophillin、citron 激酶、p76RBE 等。Rho 相关激酶（ROCKs）是迄今为止 RhoA 家族中研究得比较清楚的下游效应蛋白，也是最重要的下游蛋白。Rho 激酶也可以和 RhoB 与 RhoC 结合，是一个非特异的 Rho 效应蛋白，但是其主要的生理功能是通过与 RhoA 结合实现的。RhoA 通过与卷曲线圈的 C 末端部分结合来激活 Rho 激酶。

ROCKs 是分子量为 160kDa 的丝氨酸 / 苏氨酸激酶，在无脊椎动物（如秀丽隐杆线虫、果蝇）和脊椎动物（如斑马鱼、非洲爪蟾、小鼠和人类）中均有表达。已经鉴定出由 2 个不同基因编码的 2 种不同的 Rho 激酶亚型。在人类中，编码 ROCK1 和 ROCK2 的基因位于染色体 18（18q11.1）和 2 号染色体（2p24）。在这 2 种酶中，激酶结构域位于氨基末端，接下来是含有结合 Rho 结构域的卷曲形成区（RBD）。在激酶的羧基末端部分，可以发现内部具有富含半胱氨酸结构域的普列克斯特林（Pleckstrin）同源性（PH）结构域。PH 结构域被认为参与了蛋白定位。两种异构体 ROCK1 和 ROCK2 的氨基酸序列的总体同一性为 65%。在 RBD 中的同一性是 58%，在激酶结构域中发现了最高的相似性（92%），这表明它们可能具有相似的底物特异性。分子系统树显示，肌强直性营养不良蛋白激酶抗体（DMPK）、DMPK 相关 Cdc42 结合激酶（MRCK）和柠檬酸激酶与 ROCK1 和 ROCK2 关系最密切。

ROCK1 是 Caspase-3 的底物，Caspase-3 可在 DETD113/G 序列部位对 ROCK1 进行切割，产生一个具有活性的 130kDa 的 ROCK1 激酶；ROCK2 是 granzyme（颗粒酶）的底物，具体调控机制不清楚。调节

ROCK 表达的一些数据显示，血管紧张素通过血管紧张素Ⅱ（AngⅡ）1型（AT）受体介导的途径上调 Rho 激酶。接受 AngⅡ连续给药的小鼠显示冠状动脉中 ROCK 的数量增加。

ROCK1 和 ROCK2（图 4-1）分布广泛，mRNA（信使核糖核酸）普遍表达。ROCK 亚型的器官和组织分布有所不同，虽然 ROCK2 转录物优先在肌肉组织和大脑中发现，但这 2 种 ROCK 亚型都在血管平滑肌和心脏中表达。ROCK1 主要存在于非神经组织，如心脏、肺、肾脏、骨骼肌和血管平滑肌等细胞中；ROCK2 主要存在于中枢神经系统和骨骼肌中。除了器官分布外，ROCKs 的亚细胞定位一直是各种研究的主题。细胞分级研究表明，Rho 激酶主要分布在细胞质中，但通过 RhoA 的激活后，部分转移到外周细胞膜。此外，ROCK2 还定位于波形蛋白中间丝和肌动蛋白应力纤维，因此，ROCK 的亚细胞定位分布与其是否活化有关。从胚胎发育到成年，这两种亚型都普遍表达。长期以来，人们一直在争论 ROCK 同种型是否具有独特的功能。基因工程实验表明，ROCK1 和 ROCK2 的细胞功能不同，ROCK1 可能对应激纤维的形成至关重要，而 ROCK2 似乎对吞噬作用和细胞收缩有益，两者都依赖于 MLC 磷酸化。ROCK1 或 ROCK2 的系统缺失导致不同的表型的显示，极大地推进了我们的理解。例如，ROCK1 缺乏会导致小鼠眼睑和脐环的闭合性受损，ROCK2 缺乏会导致小鼠宫内生长迟缓。这些发现表明，ROCK 每种亚型都有不同的生理和病理作用，可能因细胞类型而异。

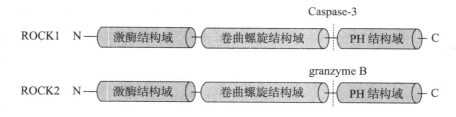

图 4-1 ROCK1 和 ROCK2 的分子结构

4.3　Rho 激酶的作用底物

肌动蛋白是形成细胞骨架的基础，球状肌动蛋白构成细胞骨架中的微丝结构，球状肌动蛋白聚合后形成纤维状肌动蛋白和骨架，肌肉中肌原纤维的细丝由骨架嵌合原肌球蛋白及肌钙蛋白而成。肌球蛋白（myosin），也称为肌凝蛋白，我们可以将它比喻成一类 ATP 依赖型分子马达。肌球蛋白 Ⅱ 在肌肉收缩和细胞分裂过程中很关键。肌动蛋白和肌球蛋白的相互作用会使一系列分子发生结构和构象改变，引起肌球蛋白移动，然后带动肌动蛋白的运动，促进肌肉收缩。肌球蛋白的移动主要受 MLC 磷酸化的过程调控，或者说 MLC 磷酸化促发肌肉收缩，MLC 去磷酸化抑制肌肉收缩。这个磷酸化和去磷酸化的平衡过程依赖 2 种关键的酶：肌球蛋白轻链磷酸酶（myosin light chain phosphorylase, MLCP）和肌球蛋白轻链激酶（myosin light chain kinase, MLCK）。MLCK 是一种钙调蛋白（calmodulin, CaM）依赖酶，催化 MLC 的磷酸化，使肌动蛋白能够激活肌球蛋白 ATP 酶，从而引起平滑肌的收缩活动。MLCP 包括 3 个亚基：催化亚基 PPICO（MLC20 去磷酸的主要酶）、肌球蛋白结合亚单位（myosin binding subunit 1, MBS）和 1 个功能未知的 20kDa 亚基。MBS 通过 MLCK 调节 MLC 的 Ca^{2+} 依赖性磷酸化。Rho 激酶可以通过两种机制影响 MLC：MLC 的直接或间接磷酸化，后者通过磷酸化 MBS 并使其失活来实现，实际上后者是抑制 MLC 的去磷酸化作用。因此，Rho 激酶信号通路可以直接磷酸化 MLC，也可以间接磷酸化 MLC，结果使 MLC 磷酸化被放大至两倍。此外，MLCP 的另一种磷酸化依赖性抑制蛋白 CPI-17 在平滑肌中特异性表达，可被 Rho 激酶或蛋白激酶 C（PKC）激活。

Rho 激酶作用的主要底物包括 MBS 、MLC、LIM 激酶（LIMK）、ERM 蛋白、中间丝蛋白及钠等。

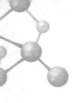

4.3.1 MBS

第一个被确认的 Rho 激酶底物是 MBS。Rho 激酶激活后，会导致 MBS 的磷酸化，准确来说是磷酸化 MBS 上的 2 个抑制位点 Thr696 和 Thr850，因此 MLCP 不能够催化 MLC 脱磷酸化，细胞质内磷酸化 MLC 水平增加，其结果是导致肌球蛋白 ATP 酶活性升高，平滑肌收缩增强，肌动蛋白/肌球蛋白交联也随之增加，从而促进肌动蛋白微丝骨架的聚合。另外，Rho 激酶还可以通过直接利用 ATP 使 MLC 激酶磷酸化，从而抑制磷酸化酶的激活，降低 MLC 激酶的活性。这会导致细胞内 MLC 堆积，进而引发平滑肌的收缩反应。

4.3.2 MLC

肌球蛋白由两条重链和多条轻链构成。两条重链的大部分螺旋形地缠绕为豆芽状的杆，剩余部分与轻链一起构成豆芽状的瓣。肌球蛋白被激活后，具有能分解 ATP 的 ATP 酶。肌球蛋白催化区域的核心蛋白是 MLC1 和 MLC2，MLC 对于肌球蛋白 ATP 酶活性具有调节作用，磷酸化 MLC 可活化肌球蛋白的 ATP 酶，从而促进细胞收缩，以前认为，MLC 的磷酸化主要依赖于 MLCP 和 MLCK 之间的平衡，MLCP 的活性是 Ca^{2+} 依赖的，但是最近的研究表明，MLC 的磷酸化可以被 ROCK2 磷酸化而不依赖于 Ca^{2+} 浓度。但是在这种 Ca^{2+} 缺乏的情况之下，RhoA/Rho 激酶的激活只会导致少量的 MLC 磷酸化，MLCK 对 MLC 的磷酸化仍然占主导地位。

4.3.3 LIMK

LIMK 属于丝氨酸/苏氨酸激酶，其家族成员包括 LIMK1 和 LIMK2。LIMK 具有调节肌动蛋白运动的能力，它通过抑制肌动蛋白解聚因子丝切蛋白（cofilin）的活性来抑制肌动蛋白的运动。ROCK1 在 Thr508 位点磷酸化 LIMK1，ROCK2 在 Thr505 位点磷酸化 LIMK2。

LIMK 在经过磷酸化后被激活，在高度保守的丝氨酸 3 位点上影响其底物丝切蛋白，导致丝切蛋白也在被磷酸化后激活，进而导致丝切蛋白与 F-actin 的分离，从而阻碍肌动蛋白的解聚以及肌动蛋白丝的断裂，使细胞内 F-actin 的网状结构得以牢固维持。此外，LIMKs 还可以被 p-21 活化的激酶 PAK1 和 PKA4 激活，而这 2 个激酶受 Rho 家族 Rac 和 Cdc42 的调控，位于其下游。

4.3.4　ERM 蛋白

ERM 蛋白复合体组成膜细胞骨架相关复合体和特殊膜结构，是 F-actin 和质膜相连的锚定蛋白，通过对肌动蛋白的迅速运动及细胞骨架重排对细胞活动进行调节，参与细胞膜表面结构的重组，发挥调节细胞骨架的重要作用。活化的埃兹蛋白通过连接 F- 肌动蛋白丝与胞膜的 CD44,E- 钙黏附蛋白（E-cadherin），细胞间黏附分子 1/2（Intercellular adhesion molecule1/2, ICAM1/2）等发挥作用。埃兹蛋白是 ERM 蛋白中被研究最多的家族成员，它作为胞膜蛋白与细胞表面骨架的交联因子，可以被 Rho 蛋白、PIP2 和 Thr567 磷酸化而活化，活化的埃兹蛋白与 Rho 解离抑制因子 RhoGDI 促进细胞表面骨架－聚合状态的 actin 形成。在体内，细胞膜蛋白和埃兹蛋白、RhoGDI 与 Rho 实际上形成一个复杂的分子网络结构，共同作用于细胞表面结构的组装。体外细胞研究表明，ERM 蛋白复合体包含根蛋白、膜突蛋白和埃兹蛋白等成员，可被 Rho 激酶作为底物。Rho 激酶磷酸化作用于 ERM 蛋白，强化其与细胞内分子的相互作用。此外，Rho 激酶在细胞质膜上的重新分布能够提升 ERM 蛋白的活性。除了受 Rho 激酶激活外，ERM 还能被其他激酶，如 PKC、DMPK 相关的 MRCK 所激活。同时，ERM 蛋白的磷酸化增强了其三聚体自身的亲和力，从而抑制了细胞迁移。

4.3.5　中间纤维丝蛋白

由于中间纤维丝蛋白（Ifs）介于肌肉细胞粗肌丝和细肌丝之间而得

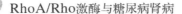
名"中间"。Ifs 以角蛋白为主，当然也存在一大类非角蛋白，总体来说其可以分为 6 型：Ⅰ型（酸性角蛋白）、Ⅱ型（中性角蛋白）、Ⅲ型（波形蛋白、结蛋白、胶质纤维酸性蛋白、外周蛋白和微管成束蛋白）、Ⅳ型（神经丝蛋白三组分和 α-介连蛋白）、Ⅴ型（核纤层蛋白 A/C、B1、B2）和Ⅵ型（巢蛋白、联丝蛋白和中间丝蛋白）。此外，还有未分类蛋白。Ifs 具备共同的保守区域和可变区域：中心保守结构域呈 α-螺旋棒状，末端高度可变呈非 α-螺旋状。Ifs 的网状结构有助于维持细胞张力，只有细胞维持一定的张力才能完成正常的迁移和增殖等活动。目前已知结蛋白、波形蛋白、胶质纤维酸性蛋白与神经纤维丝 -L 都是 Rho 激酶的底物。其中，结蛋白的功能相对明确，它构成了平滑肌、骨骼肌和心肌细胞骨架的核心成分，其亚单元构建的 Ifs 分布在肌肉肌节的 Z 线上，小鼠缺乏结蛋白时会明显出现肌肉的萎缩和退化现象。在体外，结蛋白可被 ROCK2 磷酸化，从而妨碍中间丝的组装过程。同时，ROCK2 还可介导神经胶质纤维酸性蛋白磷酸化作用，其磷酸化对正确的胞质分裂是必需的。波形蛋白也是 ROCK2 的底物。

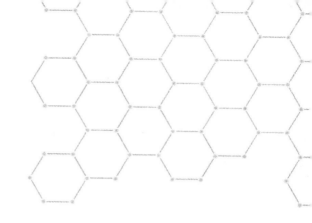

第 5 章　RhoA/Rho 激酶的生理学功能

近现代对于 RhoB 和 RhoC 生理学功能的研究，更多地局限于其在肿瘤方面的作用，而有关 RhoA 的大量研究表明，其生理作用更为广泛。RhoA/Rho 激酶信号通路从多个方面发挥生理作用，包括肌动蛋白细胞骨架重组，细胞迁移，细胞黏附和细胞活力，细胞形状、极性和细胞运动，胞质分裂和细胞增殖，基因表达，以及在上皮细胞分化和转分化中的调控作用等。

5.1　RhoA/Rho 激酶对细胞骨架的影响

细胞的机械特性在组织稳态中起着重要作用，使细胞能够生长、分裂、迁移和上皮 - 间质转化。力学性能在很大程度上是由细胞骨架决定的。在真核细胞中，细胞骨架是由微丝、微管和中间丝组成的复杂而动态的网络结构，这些结构同时具有细胞形状和力学性能，具备支撑和维持细胞形态与极性的作用。

微丝即直径约 7mm 的骨架纤维，更具体地说，是肌动蛋白丝，是肌动蛋白（375 个氨基酸，分子量 42kDa）折叠成 U 形双螺旋结构的半柔性聚合物。每个肌动蛋白单体有 4 个亚结构域和一个结合的腺嘌呤核苷酸。弯曲、扭转和扭曲—弯曲耦合弹性会影响微丝的机械性能。微丝的性质由亚单位间接触的强度和分布决定。微丝可以组装成不同的结构，如通过跨膜黏附蛋白紧密堆积和交联的网络和束。肌动蛋白单体形态如同哑铃，被称为 G 肌动蛋白；而当多个单体聚集时呈现纤维状，被称为 F 肌动蛋白。肌动蛋白骨架的主要组成部分包括应力纤维和黏着斑。细胞骨架与细胞外基质的黏附需要以黏着斑为附着点，而丝状的 F 肌动蛋白也被称为应力纤维。

微管是由 α 和 β 微管蛋白二聚体形成的圆柱形聚合物，存在多种基因编码不同的微管蛋白。根据 HUGO 基因命名委员会的定义，微管有 24 个微管蛋白基因（10 个 α - 微管蛋白、10 个 β - 微管蛋白，1 个 δ、1 个 ε 和 2 个 γ - 微管蛋白）和 3 个假基因。这些微管蛋白聚合成原丝（α - β），并以螺旋状排列，形成直径为 25nm 的中空管。此外，位于中心体的 γ - 微管蛋白在启动微管组装中具有重要作用。微管比微丝和中间丝更硬，并且相对较脆，比中间丝更容易断裂。

微管和微丝有着细胞支架和细胞运动的功能，而中间丝在细胞力学、信号传导和流变学中起着重要作用。它们属于高度保守的富含 α - 螺旋蛋白的纤维蛋白超家族，有 65 ～ 70 个不同的基因编码。它们是比微丝和微管更柔韧的生物聚合物（$p = 0.3 \sim 1.0\mu m$），直径为 8 ～ 12nm，大小介于微丝和微管之间。

细胞骨架形成的网络结构由几种途径调节，其中一种关键途径是 RhoA/Rho 激酶信号通路。Rho 激酶通过结合 Rho-GTP 酶而被激活，然后直接和间接地调节细胞骨架。Rho 激酶诱导广泛的细胞反应，涉及微丝、中间丝和微管。它们的下游靶点是膜远端，包括 LIM（蛋白结构域）激酶、MLCP 的肌球蛋白磷酸酶靶亚基、MLC、CRM 蛋白（collapsing response mediator protein）和 ERM 蛋白。例如，Rho 激酶通过磷酸化许多蛋白质来控制肌动蛋白丝的组织和稳定，如 MLC、LIM12 和肌球蛋白磷酸酶靶亚基 1（MYPT1）、ERM、援引蛋白、钙调蛋白 1、肉豆蔻酰化富丙氨酸 C 激酶底物（MARCKS）、延伸因子 -1α（Ef-1α）、肌钙蛋白 I/T 和抑制蛋白（profilin）。Rho 激酶直接磷酸化 MLC 或使 MLC 磷酸酶失活，从而诱导肌动蛋白—肌球蛋白收缩性。Rho 激酶还通过磷酸化激活 LIM 激酶，LIM 激酶反过来磷酸化辅纤维蛋白，从而抑制辅纤维蛋白的肌动蛋白解聚活性，稳定肌动蛋白细胞骨架。Rho 激酶 / MYPT1/MLC 和 Rho 激酶 /LIM 激酶 / 辅纤维蛋白通路都是应力纤维组装和细胞黏附的关键元件。此外，尽管 ROCK1 和 ROCK2 具有高序列同一性，但它们在功能上不同，尤其是在肌动蛋白调节方面。ROCK 1 被认为通过调节 MLC 和肌动蛋白—肌球蛋白收缩参与破坏肌动蛋白的稳定，而 ROCK 2 通过辅纤维蛋白稳定肌动蛋白细胞骨架。对于接受机械应力刺激培养的肾脏足突细胞，Rho 激酶通过调节细胞骨架的重组引起足突结构及细胞功能的改变，Y–27632 通过抑制 Rho 激酶活性使足突结构恢复并改善细胞功能。

5.2　RhoA/Rho 激酶对细胞迁移的影响

细胞迁移是指能够使细胞向前运动所发生的重要事件，包括细胞极化。这个过程通过形成富含肌动蛋白与微管蛋白的路径结构的伪足而产生，随后结合于黏附复合体，并在基质上固定。接下来的重要事件是肌动蛋白—肌球蛋白介导的细胞收缩，它能使细胞向前运动。RhoA/Rho 激酶被公认为在调控细胞迁移中处于中心地位，因为它可以影响肌动蛋白聚合、肌动球蛋白收缩、细胞黏附和微管动力学的关键环节。

采用不同的细胞株研究 RhoA/Rho 激酶信号通路对细胞迁移的作用产生的效应不同。用干扰 Rho 激酶 RNA 或抑制剂 Y–27632 抑制嗜中性粒细胞、单核巨噬细胞、内皮细胞、平滑肌细胞等的 Rho 激酶活性，结果阻止了它们的迁移，而对非洲绿猴肾细胞（vero）和宫颈癌细胞却没有影响。大部分研究结论显示，RhoA/Rho 激酶不仅能够引发肌动蛋白—肌球蛋白介导的细胞收缩，对于许多细胞，如单核细胞等的迁移运动也有作用。因为RhoA/Rho激酶底物的磷酸化诱导了细胞形态的改变，与迁移细胞的表型一致，说明其底物参与了调控细胞迁移的某些相关特征，因此，RhoA/Rho激酶很可能增强大多数细胞的迁移能力，并且不仅仅依赖于Rho激酶介导的细胞收缩。然而，目前关于Rho激酶对迁移的影响的研究主要是采用Rho激酶小分子抑制剂，这些抑制剂对于2种不同ROCK蛋白亚型的活性都有抑制作用。为了更深入地探究Rho激酶在细胞迁移中的作用，接下来的研究有必要对单个的ROCK蛋白进行过表达或沉默、敲除实验，以观察其对细胞迁移行为的影响。

白细胞整合素LFA-1与ICAM-1介导T细胞黏附的发生依赖于Rho激酶调节肌动球蛋白骨架的动态变化。Rho激酶分布在T细胞尾部与F-actin共定位，ROCK的活性是T细胞尾部的分离所必需的。在对Rho激酶抑制剂Y-27632动力学机制的研究中发现，Y-27632影响原有成熟黏着斑的运动并抑制新粘着斑的形成。成熟的粘着斑可能在细胞的迁移机制中起"刹车"作用。所以在Rho激酶的作用被抑制后，细胞移动轨迹更直更快。Ⅱ型肌球蛋白产生的收缩力为细胞的迁移提供动力，并维持细胞形态，介导细胞信号转导。有研究发现，加入特异性Ⅱ型肌球蛋白抑制剂Blebbistain后细胞不能正常收缩，所以认为细胞产生的收缩力主要依赖于Ⅱ型肌球蛋白的功能。Rho激酶信号传导途径的激活能增加Ⅱ型肌球蛋白的磷酸化水平，从而调节Ⅱ型肌球蛋白的活性。通过抑制Rho激酶活性，收缩力在很大程度上受到抑制，因此Ⅱ型肌球蛋白和Rho激酶在细胞产生收缩力方面都是必不可少的。

为了了解RhoA/Rho激酶被激活后在细胞运动中的具体定位机制，可以采用C3转移酶抑制RhoA活性的方法。C3转移酶抑制RhoA活性的原理是引起ADP-核糖基化，从而使RhoA蛋白失活。通过这个方法发现，细胞运动时，RhoA会在细胞前端有选择性地发生降解，而且RhoA对于细胞运动的作用是通过下游效应蛋白Rho激酶来实现调节作用的。Rho激酶被RhoA激活之后，细胞与细胞之间发生一系列细胞形态和极性的改变，黏附作用也被增强，细胞骨架会被拉伸，整个过程会由于信号蛋白的级联放大形成一种正反馈效应。一旦此效应被激活，Rho激酶会持续维持激活状态。比如，Rho激酶激活MLC的磷酸化之后，细胞骨架将进一步被拉伸，这种拉伸的细胞骨架反过来又会加强RhoA/Rho激酶的激活。从另一方面来说，一旦抑制了Rho激酶的活性，细胞间的黏附和拉伸也会受到明显抑制，从而导致整个力学调控的正反馈系统被阻碍。

5.3　RhoA/Rho 激酶对细胞极性的影响

细胞极性指的是细胞内容物的不平衡导致的细胞形状结构和功能的不对称分布。由于某些胞质内容物在不同的空间会形成不同的浓度梯度，所以会导致同一细胞在不同空间上生理特性的差异。比如，上皮细胞有基侧部和顶部之分。RhoA通过Rho激酶信号转导通路调节肌动蛋白微丝骨架的聚合，进而使细胞的极性和形态发生变化。有研究表明，RhoA信号通路参与了细胞极性的调控，Rho激酶介导的收缩性、紧密连接和通道促成了小管上皮细胞向顶端的转变及细胞极性的变化；肾小管上皮细胞去极化导致Rho/Rho激酶介导的MLC磷酸化。

使用Rho激酶抑制剂Y–27632处理HT1080细胞，以观察其形态的变化。在未加入抑制剂时，细胞表现出明显的极化状态：前端的细胞膜有丰富的肌动蛋白束皱褶，这种皱褶是由MLC集中分布于细胞前端区域形成的，而细胞尾部负责细胞的收缩。在细胞中加入Y–27632后，HT1080细胞形态发生明显变化，细胞变成镰刀状，形成富含F–actin的细胞伪足，而MLC不再是原来的集中分布于细胞前端皱褶区域，而是散在分布于伪足、胞浆以及细胞膜皱褶区域。

极性的建立是细胞有效迁移的一个重要过程。蛋白质的各种分子和（或）激活状态在极化细胞中不对称分布。Rho激酶抑制剂削弱细胞极化状态，导致某些细胞类型形态的随意突起和多个不规则前缘，这表明 Rho 激酶是通过抑制膜的延伸来维持极化平衡的。在中性粒细胞中，PTEN（抑癌基因）定位于细胞后部，PTEN 的分布受 Rho/Rho 激酶的控制，很可能是通过 Rho 激酶磷酸化 PTEN。Rho 激酶也磷酸化极性蛋白 Par-3，Par-3 是 Par 极性复合物的一种关键成分，Rho 激酶导致 Par-3 从 PAR-6/aPKC 复合体解离。由于 Par-3 与 Rac-GEF 结合，aPKC 刺激 Rac-GEF 活性，因此 Rho 激酶通过磷酸化 Par-3 间接消除 Rac 活化。不仅在细胞后部，而且在前缘观察到 Rho 激酶对 Par-3 的磷酸化，这可能反映了 Rho 酶通过抵消 Rac 活性在调节突起程度方面的作用。

5.4　RhoA/Rho 激酶对胞质分裂和细胞增殖的影响

作为一个基础的生物学过程，真核细胞的分裂周期需要精准的生物学活动，才能确保 DNA 的准确性，同时保证细胞的稳态。RhoA 对细胞胞质分裂具有调节器的效应。细胞胞质分裂的过程是完全复制并增殖的，通过细胞胞质分裂形成的两个子细胞包含了该细胞物种的全套基因组和细胞器，这个复杂的过程赖以进行的基础是以肌动球蛋白为收缩环的分离运动。在胞质分裂的过程之中，RhoA 同样扮演着重要的角色，在细胞分裂前期，RhoA 首先通过与 Rho 鸟嘌呤核苷酸交换因子的结合来激活自身活性，启动下游蛋白的活化以形成局部收缩环。在细胞分裂中后期，Rho GMP 交换因子进一步激活 RhoA/Rho 激酶信号通路，RhoA 与中心纺锤体组件 CYK-4 结合形成复合物，该复合物进而激活 RhoA/Rho 激酶的活性，将来自中心纺锤体的信号联系起来，促进肌动蛋白-肌球蛋白环与质膜的连接。

研究表明，抑制 Rho 激酶活性后，可以增加细胞周期抑制蛋白 p27kip1 和 p21waf1/Cip1 蛋白的表达，从而明显抑制巨噬细胞的迁移和增殖现象。这说明 Rho 激酶可以通过降低上述周期抑制蛋白的表达促进细胞增殖。Rho 激酶也可以提高周期蛋白 Cyclin D1（细胞周期蛋白 D1）和 Cyclin A（细胞周期蛋白 A）的水平，直接导致细胞的增殖。此外，抑制 Rho 激酶活性会导致子代细胞分裂延迟，Rho 激酶的不同底物参与调控细胞增殖的现象进一步证明了其在细胞增殖调节中的重要作用。

Rho 激酶在不同阶段的细胞周期中都被活化，包括细胞增殖 G1/S 期以及有丝分裂的过程中，而且 Rho 激酶的调节有助于细胞分裂的精准完成。因为 β–catenin 参与整个完整细胞周期的调控，在 G1 期促进细胞进入 S 期，在 S 期促进细胞进入 G2 期，在 G2 期促进细胞进入 M 期，在 M 期又可以结合到 Cyclin A 上促进细胞分裂。而活化的 Rho 激酶能够促进 β–catenin 蛋白的表达，从而促进细胞的增殖；抑制 Rho 激酶活性会延迟胞质的分裂，并使 G1 期中心粒不能正常分离，于是有丝分裂过程发生异常，出现过早的中心体迁移。

5.5　RhoA/Rho 激酶对细胞分化和转分化的影响

在生物发育过程中，RhoA 除了维持基本的细胞收缩、运动和迁移，在不同类型的干细胞自我更新和定向分化中也扮演着决定性角色。例如，采用已发育 7 天的小鼠胚胎，进行过度表达 RhoGDIs 来抑制 RhoA/Rho 激酶的活性，会导致小鼠胚胎死亡。另外，在脊椎动物胚胎发育中，过量表达 RhoA/Rho 激酶虽然没有导致胚胎死亡，但是会使胚胎体积减小。这些现象表明，RhoA/Rho 激酶活性表达的量以及表达的时机都会对干细胞的分化产生影响。

在过去的十几年里，关于 RhoA/Rho 激酶信号途径在干细胞自我更新和定向分化中的调控机制研究中成为干细胞再生医学领域的热点。人们对利用干细胞再生人类肾组织的想法产生了极大的兴趣，也取得了很大的进展。已有研究发现，RhoA/Rho 激酶、MAPK（丝裂原活代蛋白激酶）家族中的 ERK（细胞外调节蛋白激酶）、JNK（应激活化蛋白激酶）

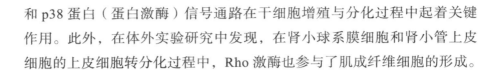

和 p38 蛋白（蛋白激酶）信号通路在干细胞增殖与分化过程中起着关键作用。此外，在体外实验研究中发现，在肾小球系膜细胞和肾小管上皮细胞的上皮细胞转分化过程中，Rho 激酶也参与了肌成纤维细胞的形成。

5.6　RhoA/Rho 激酶与转录因子、细胞因子的关系

RhoA/Rho 激酶能被多种细胞因子和炎症介质活化，包括转化生长因子 - β（TGF-β）、Ang-Ⅱ、醛固酮等均能激活 RhoA / Rho 激酶信号通路，阻止 Rho 激酶通路能够抑制上述因子所致的肾脏损伤。

5.6.1　微小 RNA 在调节 RhoA/Rho 激酶中的作用

微小 RNA（microRNA）被证明可以调节 RhoA 的表达，以此 对细胞中的各种刺激做出反应。比如，TGF-β 增加了正常小鼠乳腺上皮细胞中 miR-155 的表达，同时 miR-155 降低了 RhoA 的表达，这干扰了内皮细胞向间充质细胞的转化。此外，miR-155 在常氧和缺氧条件下表达不同。缺氧诱导 miR-155，因为 miR-155 的启动子具有缺氧反应元件。调节 RhoA 水平的微小 RNA 的其他实例包括 miR 340 抑制 RhoA 表达，并抑制诱导树突形成的 miR-340 的表达。miR-133b 在 PC12 细胞通过靶向 RhoA 促进轴突生长。此外，miR-146a 抑制了 RhoA 在 MDA-MB-231（人类乳癌细胞）细胞中的表达。miR-122 的缺失也被证明与肝细胞癌进展以及细胞迁移和侵袭的不良预后有关。有趣的是，RhoA 3 的 UTR（非翻译区）可能是 miR-122 的结合位点。事实上，miR-122 通过靶向抑制 RhoA 抑制细胞骨架结构、RhoA/ROCK 信号传导、细胞黏附、迁移和侵袭以及上皮细胞 - 间充质转化（EMT）。

5.6.2　转录因子 β -catenin 与 RhoA/Rho 激酶

90% 的散发性癌症病例中发现了大肠腺瘤性息肉病（APC）和 β -catenin 的异常突变。大肠癌 Wnt3α 水平升高。在 HEK（人胚胎肾

细胞）细胞中，RhoA 的活化有助于 Wnt3α 引起的 β-catenin 积累。Wnt3α 水平升高，同时引起 Rho 激酶磷酸化糖原合成酶（GSK）3β，在体外直接磷酸化 Ser9 的 GSK-3β。RhoA/Rho 激酶通过一种迄今未知的机制稳定 β-catenin。来自 Wnt3α 的 C-myc 基因和 Cyclin D1 的表达增加刺激细胞增殖是由 RhoA 和 ROCK1 控制的。来自 Wnt3α 的 RhoA/Rho 激酶介导的 β-catenin 激活作用于细胞表面，也诱导了 MIP-1α 等细胞因子的表达，这也导致了细胞迁移的增加。应该注意的是，RhoA 激活是否对 β-catenine 的积累和癌症的进展至关重要仍存在争议。据观察，RhoA 的失活可通过 Wnt/β-catenin 信号的激活促进结肠直肠癌的进展和转移，而在结肠直肠癌中，RhoA 发挥着肿瘤抑制物的作用。因此，RhoA 活性和 β-catenin 积累之间的差异可能归因于对所研究的细胞类型 / 组织的差异，这值得进一步研究。

5.6.3　细胞因子与 RhoA/Rho 激酶

Rho 激酶通过 Akt（蛋白激酶 β）调节细胞存活。Rho 对血清应答因子、NF-κB、c-Jun（原癌基因）氨基末端激酶和 p38 丝裂原活化蛋白激酶通路、烟酰胺腺嘌呤二核苷酸磷酸（NADPH）氧化酶、肥大细胞的分泌等也有调节作用。Rho 在活化血浆反应因子（SRF）和 NF-κB 的同时，也激活涉及 JNK（应激活化蛋白激酶）和 p38 MAPK 的信号通路的转录因子，RhoA / Rho 激酶活化后在转录水平诱导内皮细胞单核细胞趋化蛋白 -1（MCP-1）和凝血酶原激活物抑制因子（PAI-1）表达升高。RhoA 激活 NF-κB 的途径比较复杂。在 TGF-β1 信号通路中，RhoA-GTP 首先激活 Rho 激酶，在 Ser177/Ser181 处直接磷酸化 IκKβ（人核因子 κβ 抑制物激酶 β），导致 IκKβ 的激活。IκKβ 随后磷酸化 I-Kβ，导致 Iκβ 降解，NF-κB 由此活化，移动到细胞核，诱导靶基因的表达。RhoA/Rho 激酶通路还可以影响对血管有明显收缩或舒张效应的血管活性物质的表达，如内皮素 -1、5- 羟色胺和前列腺素 E2。

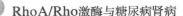
RhoA/Rho激酶与糖尿病肾病

众所周知，TGF-β 是调节小管上皮细胞转分化最主要的信号通路，可概括为 Smad 依赖与非 Smad 依赖途径，TGF-β 受体按功能和结构的不同分为 I 型受体（TβRI）、II 型受体（TβRII）和 III 型受体（TβRIII）。TGF-β 激活后首先与细胞膜上的受体 TβRII 结合，再磷酸化 TβRI 形成 RI/RII 复合物，启动 Smad 信号通路。RhoA/Rho 激酶途径主要是非 Smad 依赖途径。Rho 能被 TGF-β 信号通路激活并在 TGF-β 诱导肾小管上皮细胞转变为肌成纤维细胞中起核心作用，因为 RhoA/Rho 激酶通路在平滑肌肌动蛋白（SMA）启动子的活化过程是必要的步骤，同时，RhoA/Rho 激酶信号通路通过诱导 MLC 磷酸化，促使肾小管上皮细胞表达肌成纤维细胞的标志 α-SMA。但是，有文献报道 RhoA/Rho 激酶通路本身可以下调 TGF-β 通路，亦有文献报道抑制 Rho 激酶通路促成了 TGF-β 和 CTGF（结缔组织生长因子）的下调，即存在正调控和负调控两种机制。另外，磷酸化的 TβRI 还能够通过 RhoA/Rho 激酶信号通路促进细胞的迁移活性和侵入能力。

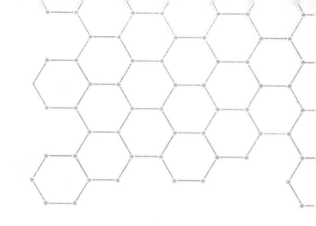

第6章　糖尿病肾病概述

糖尿病是一组以高血糖为特征的代谢性疾病，高血糖是由于胰岛素分泌缺陷或其生物作用受损，或两者兼有引起的。在中国，糖尿病伴有慢性肾脏病变的患病率为 25% ～ 60%。糖尿病肾病是糖尿病主要的微血管慢性并发症之一，15% ～ 25% 的 1 型糖尿病和 30% ～ 40% 的 2 型糖尿病患者会发展为糖尿病肾病。根据 2015 年我国全国性流行病调查结果，糖尿病肾病已超过肾小球肾炎成为我国住院患者慢性肾脏病（chronic kidney disease, CKD）的首要病因。糖尿病肾病在全球的高发病率带来了全球性的社会经济负担。我国糖尿病肾病已经成为终末期肾病（end-stage renal disease, ESRD）患者透析的第 2 位病因，在增加的透析患者中达 25% 及以上。在上海交通大学附属第六人民医院血液透析患者中，糖尿病肾病占近 40%，预计在不久的将来将赶超慢性肾小球肾炎而成为导致 ESRD 的第 1 位病因。在欧美、日本及中国香港、中国台湾地区，糖尿病肾病已是导致 ESRD 的首位原因，占透析总额的 40% ～ 50%。因此，及时诊断和治疗对于延缓糖尿病肾病的进展意义重大。

6.1　起源

随着社会经济迅速发展，人们的生活方式也发生了巨大改变，加上人口老龄化的进程，糖尿病肾病已成为影响人类健康的一个社会问题。早期诊断和积极治疗糖尿病肾病是我们共同面临的重要课题。糖尿病导致的肾脏损害是全方位的，几乎累及肾小球、肾小管、肾间质和肾脏血管的所有结构。

中医对糖尿病肾病的认识由来已久，根据其主要临床表现，中医学称糖尿病为"消渴症""水肿"和"尿浊"等，古代中医典籍中很早就有对糖尿病及其并发症的记载。例如，《黄帝内经·素问·奇病论》中说："此人必数食甘美而多肥也，肥者令人内热，甘者令人中满，故其气上溢，转为消渴"，指出糖尿病肾病与过食肥腻有关。《圣济总录》中说："消渴病久，肾气受伤……为水肿"，指出糖尿病久病后肾虚水泛而导致肾脏受损。《医贯·消渴论》中说："……，故治消渴之法，无分上中下，先治肾为急，……"，强调糖尿病肾病的重要性。清《石室秘录》中说："消渴之证，虽分上、中、下，而肾虚以致渴则无不同也。治消渴之法，以治肾为主，不必问其上中下三消也"的说法。不仅如此，中医学还对其发病机理和不同症候进行了归纳总结，并提出辨证施治的理念，认为本病是本虚标实、虚实夹杂之症，即脾肾亏虚、"癥瘕积聚"之症。本病早期表现为燥热内盛导致气阴两虚，继而肾、肝、脾等脏腑受损而亏虚；临床期表现为脾肾气阴两虚，多数兼有阳虚血瘀证。此外，古人还区分出主症和次症。神疲乏力、手足畏寒和夜尿清长属于主症，气短懒言、颜面肢体浮肿、五心烦热和肢体麻木属于次症。终末期表现为阴阳两虚、浊毒上逆。

糖尿病肾病的机制至今并不完全明了。近年来，机制研究有很多新的进展，主要有非炎症机制与炎症机制两大类。前者包括代谢紊乱、高血压与相关的血流动力学异常以及晚期糖基化终末产物（advanced glycation end product, AGE）的作用，后者主要是指炎症系统各成分的异常与相互作用。

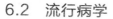

6.2 流行病学

糖尿病肾病（diabetic nephropathy）是糖尿病患者最主要和最常见的微血管病变。无论是 1 型糖尿病还是 2 型糖尿病，30% ～ 40% 的病人可出现肾脏损害，而 2 型糖尿病中约 5% 的病人在确诊糖尿病时就已存在糖尿病肾病。在全球范围内，糖尿病肾病已经升为 ESRD 的首位病因。目前，其在我国亦呈上升趋势，已经成为我国慢性肾脏病 CKD 的主要原因。总体而言，糖尿病肾病占总糖尿病人群的 20% ～ 40%，是尿毒症的首要原因（占 1/3）。

全世界糖尿病患者数量增长迅速，已达到流行病的程度。根据国际糖尿病联盟（IDF）的数据，2011 年全球糖尿病患者人数为 3.66 亿，当时预计这个数字将在 2030 年达到 5.52 亿。而 2021 年全球糖尿病患者人数已经达到 5.37 亿，按照这样的速度发展，2030 年糖尿病患者人数将上升至 6.43 亿人。有学者预计，糖尿病在经济相对发达地区已经迎来了发病高峰，而在经济落后和欠发达地区，在不远的将来也会迎来糖尿病的发病高峰。

美国国家健康和营养检查调查的数据表明，美国 20 岁以上成年人中，糖尿病肾病的患病率已经达到了 3.3%，而美国成年糖尿病患者中，糖尿病肾病的发病率在 34.5% 左右。随着近年来人们生活水平的大幅提高，我国成年人糖尿病患病率也大幅增加，且高于全球平均水平。2021 年，全球糖尿病患者（20 ～ 79 岁）患病率为 9.8%，而中国糖尿病患者患病率达 10.6%。因此中国是世界上第一大糖尿病高发国家，糖尿病患者数量接近第二大国家印度的两倍，2021 年，20 ～ 79 岁的糖尿病人数已达 1.41 亿人。糖尿病肾病给患者带来巨大的经济负担，据 IDF 统计，2021 年全球糖尿病相关花费支出最高的国家为美国，支出总额高达 3795 亿美元；中国位居第二，支出总额为 1653 亿美元；巴西为 429 亿美元；德国、日本、英国、法国、墨西哥、西班牙和意大利依次位列第 4 ～ 10

位。其花费主要源于肾脏替代治疗和心血管事件。对我国 11 座大型城市 2 型糖尿病医疗费用进行分析发现，2001 年糖尿病直接的总医疗费用达到 187.5 亿元，其中 81% 为并发症开销；并发症治疗花费中，透析花费位列第 1 位；有肾脏并发症的糖尿病患者医疗支出是无此并发症者的 10 倍。有趣的是，糖尿病肾病似乎更流行于非洲裔美国人、亚洲人和美国原住民之中，白种人之中相对要少些。1991—2001 年，开始肾脏替代治疗的患者中糖尿病肾病所占百分比不断增加，10 年来几乎翻了一番。幸运的是，该增长速度在近年来似乎有所减缓，其原因可能是在全球范围内大力提倡的糖尿病肾病的早期诊断和预防延缓了糖尿病肾病病程。当然这些措施的效果还远远低于理想目标。

糖尿病肾病在我国呈现"三高两低"的流行病学特点。首先介绍下"三高"。第一，患病率高。从全球范围内，包括中国进行的有关 2 型糖尿病合并微量蛋白尿的患病率的研究调查结果来看，目前 2 型糖尿病患者有 50% 左右合并蛋白尿，这 50% 的患者中微量蛋白尿的患病率大概是 40%，该结果表明中国患病率和全球患病率基本相当。第二，致残致死率高。在上文所述的研究中，50% 的微量蛋白尿糖尿病患者最终有 10%～ 20% 会进一步发展和恶化，进展到终末期肾衰，即尿毒症，致残致死率高。第三，治疗费用高。患者一旦到了尿毒症阶段，往往需要血液透析治疗。目前在北方地区透析的费用大约每个患者每年需要 7～ 10 万元。而"两低"则包括"知晓率低"和"有效治疗率低"。知晓率指的是 2 种类型的人群：一种类型是患上了糖尿病自己不知道，另外一种类型是虽然知道自己患有糖尿病，甚至有了比较长的糖尿病病程，但是患者没有进行规范的糖尿病肾病的早期筛查，没有进行糖尿病肾病的早期诊断。有效治疗率低指的是糖尿病肾病治疗手段有限，治疗效果不理想，即使针对糖尿病肾病的早期微量蛋白尿期，疗效仍然欠佳。

6.3 发病机制

糖尿病肾病的病理生理机制是多因素的，发病机制比较复杂，至今尚不完全清楚，遗传因素、血流流变学异常、糖代谢异常和晚期糖基化产物、炎症和氧化应激、自噬失常和肾小管上皮细胞转分化等，均会导致各种级联信号传导途径的异常，进而引发糖尿病肾病。其他包括RASS的异常激活以及血管活性物质失衡，血管内皮生长因子（VEGF）、胰岛素样生长因子（IGF）受体和HIF等上调，细胞间黏附分子（ICAM）和趋化因子等过度表达，单核巨噬细胞、肥大细胞等异常活化以及脂质代谢紊乱等也与糖尿病肾病的发生和发展有关。以下分析和总结了糖尿病肾病的炎症和非炎症因素，探讨炎症和非炎症因素之间、不同信号通路之间的相互关联性，以期能够发现一些关键性的或者决定性的因素，从而能为糖尿病肾病的临床诊治及干预提供更有效的方法或思路。

6.3.1 非炎症机制

6.3.1.1 遗传因素

不同种族的糖尿病肾病发病率有很大差异，但糖尿病肾病又具有一定的家族聚集倾向。加上不是所有糖尿病患者最终都会发展为糖尿病肾病，这些都表明遗传因素可能决定了糖尿病肾病的易感性。现代研究也证明糖尿病肾病的发生与基因多态性有关，如内皮型一氧化氮合酶基因（eNOS基因）、糖还原酶基因（ALR基因）、血管紧张素原基因（AGT基因）、血管紧张素转化酶基因（ACE基因）、葡萄糖转运蛋白1（Glut1）基因等。

6.3.1.2 肾小球血流动力学异常

糖尿病肾病患者在发病初期，入球小动脉对收缩性物质敏感性下降，主要是钙通道，导致肾小球毛细血管血流量增加处于高滤过状态。高滤过高灌注将刺激系膜基质增宽，肾小球基底膜增厚，从而引发典型的局灶性肾小球硬化改变。与此同时，高血流和高压力会造成毛细血管内皮细胞受损，进而破坏肾小球滤过膜的屏障功能，导致蛋白尿的发生。这一过程最终导致肾小球功能逐渐丧失和 ESRD。

6.3.1.3 糖代谢异常和晚期糖基化产物

全身各脏器在高糖状态的影响之下都会出现糖代谢障碍，特别容易受到影响的器官主要有眼、神经和肾脏等。比如，肾脏的糖代谢会显著增加，大约 50% 的葡萄糖被代谢于肾脏中，这实际上相当于机体的代偿反应，肾脏增加糖代谢水平，使机体不容易产生酮症酸中毒和高渗性昏迷，但是同时对肾脏产生不利的后果，因为肾脏的葡萄糖负荷显著增加。肾脏通过以下机制增加葡萄糖代谢：首先，分布于肾小球系膜细胞、肾小管髓袢升支粗段的 GLUT1 的活性增强，加速运转葡萄糖，病情进一步发展后肾葡萄糖转运出现障碍，肾细胞葡萄糖积聚，损害肾脏。其次，细胞内高糖环境导致多种因子产生过量，如 ROS（活性氧）、IGF、Ang Ⅱ 等，这些因子一方面促进 CLUT1 的活性增强，使更多的葡萄糖进入细胞；另一方面可以直接导致系膜细胞肥大，细胞外基质增多等。最后，高糖使多元醇途径、氨基己糖途径发生改变，导致山梨醇和果糖堆积在细胞内，形成细胞内高渗、细胞肿胀损伤和通透性增加以及血管新生等病变。TGF-β1、二酰甘油 -PKC 途径也被激活。

AGE 是蛋白质、脂类和核酸与高浓度的葡萄糖发生非酶反应的产物，AGE 通过诱导炎症和氧化应激、激活细胞内信号通路在糖尿病肾病中起着关键作用。AGE 可以与糖基化终产物受体（receptor for advanced glycation endproducts, RAGE）结合激活 JAK-STAT、MAPK、Nox/ROS/NF-κB 和 RhoA/Rho 激酶等细胞内信号通路。如过度积累的 AGE 会刺激肾脏组织 RAGE 的表达，激活内质网（ER）膜和细胞膜上的 NADPH 氧化酶家族的主要成员 NADPH 氧化酶 2（NOX2）和 NADPH 氧化酶 4（NOX4）。NOX 诱导氧化应激产物 ROS 的产生和 IκB 依赖的 NF-κB

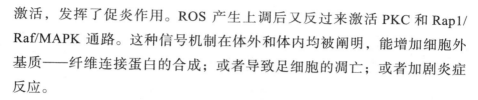

激活，发挥了促炎作用。ROS 产生上调后又反过来激活 PKC 和 Rap1/Raf/MAPK 通路。这种信号机制在体外和体内均被阐明，能增加细胞外基质——纤维连接蛋白的合成；或者导致足细胞的凋亡；或者加剧炎症反应。

6.3.1.4　氧化应激

高糖状态造成葡萄糖自身氧化，线粒体超负荷，导致氧化应激，氧化应激通过 ROS 引起肾脏损害。ROS 产生过多，且机体抗氧化因子水平下降，细胞内抗氧化的 NADPH 量不足，因此，机体氧化和抗氧化水平失去平衡。ROS 可能充当高糖环境中信号传导事件的互感器和放大器，在糖尿病肾病的发生发展进程中发挥核心作用。反应氧产物活化 NF-κB 以及 MCP-1，也可介导 MAPK，Smad 2 的磷酸化，上皮细胞（包括足细胞和肾小管上皮细胞）失去黏附性，肾小球基底膜和肾小球滤过膜通透性被破坏，系膜基质合成增多，降解减少，系膜细胞数目也增多。肾间质炎性细胞浸润，肾小管基底膜受损，最终导致肾小球硬化，肾小管间质纤维化。

6.3.1.5　低氧状态和 HIF

肾脏是耗氧“大户”，为机体第二耗氧量的器官，对缺氧非常敏感。糖尿病肾病早期阶段，肾小球内的高滤过状态会增加肾组织的耗氧量，肾小球滤过率（GFR）增加，促使钠－葡萄糖共转运蛋白（SGLTs）相应增加肾小管钠和葡萄糖的重吸收，主动重吸收的过程依赖于 Na/K-ATP 酶活性的升高，钠泵的运转同样导致肾组织耗氧量增加。因此，超滤状态使氧气供给和氧气消耗之间失去平衡，消耗大于供给，肾组织处于缺氧状态，在缺氧的刺激下肾血管反应性收缩，随之降低肾血流量和 GFR，所以随着糖尿病肾病病程的进展，GFR 从升高变成降低。同时在高血糖的刺激下，多元醇代谢途径活性被异常激活至正常血糖状态下的 4 倍左右，大大增加了机体的耗氧以及组织细胞 HIF-1 的表达。

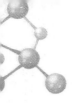

HIF-1 表达后，下游靶基因被激活，对氧浓度下降做出应答。HIF-1 通路的激活与机体多项生理及病理变化息息相关。慢性缺氧时 HIF-1 通路持续激活会对机体多个器官产生不良影响。

6.3.1.6　肾小管上皮细胞转分化

在发育过程中，肾小管通过称为 EMT 的过程从后肾间充质衍生而来。这种细胞分化不是静止的，细胞具备通过 EMT 恢复到其原始间充质表型的能力。这种可塑性通常与胚胎起源的上皮细胞有关，在发育的早期阶段至关重要。在成人中，EMT 与组织损伤和修复有关，这一过程是随着成纤维细胞和伤口愈合需求的增加而引发的。在 EMT 中，上皮特征的丧失与间充质表型相关蛋白质的获得相一致，如 E- 钙黏蛋白和紧密连接蛋白 -1 的缺失，取而代之的是间充质标记物 α-SMA 和波形蛋白。细胞黏附的丧失伴随着细胞骨架重塑和形态变化，导致管状基底膜（TBM）破坏。因此，这些细胞具有从 TBM 迁移到胚胎间质的能力。这种迁移能力导致 ECM（细胞外基质）的位置增加，并使 EMT 成为肾小管间质纤维化病理学的关键。

岩野等人首次利用单侧输尿管梗阻（UUO）模型证明了 EMT 在慢性肾脏疾病进展中的作用。其中驻留在肾小管间质间隙内的基质 36% 被发现是来自上皮的，其通过 EMT 从肾小管上皮中分化，并且 EMT 的细胞比例与血清肌酸酐水平和间质纤维化程度相关。在糖尿病肾病模型中，EMT 是对缺氧、ROS、AGE 和大量促纤维化细胞因子、生长因子和金属蛋白酶的反应。其中，促纤维化细胞因子 TGF-β1 可能是糖尿病肾病中观察到的纤维化发展和进展的关键因子。

在糖尿病肾病的早期进展过程中，可以观察到肾小球的纤维化，但并未观察到小管间质的纤维化，但小管间质中纤维化物质的积聚往往伴随着疾病的进展，并与肾功能的逐渐下降有关。尽管糖尿病肾病中成纤维细胞的起源尚不清楚，但进行性肾纤维化可能部分由 EMT 诱导的表型变化介导。TGF-β 是一种广谱细胞因子，调节许多生物学过程。在其 3

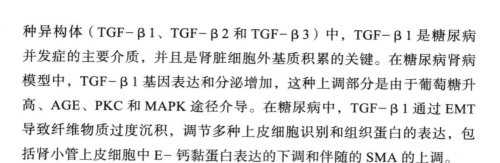

种异构体（TGF-β1、TGF-β2和TGF-β3）中，TGF-β1是糖尿病并发症的主要介质，并且是肾脏细胞外基质积累的关键。在糖尿病肾病模型中，TGF-β1基因表达和分泌增加，这种上调部分是由于葡萄糖升高、AGE、PKC和MAPK途径介导。在糖尿病中，TGF-β1通过EMT导致纤维物质过度沉积，调节多种上皮细胞识别和组织蛋白的表达，包括肾小管上皮细胞中E-钙黏蛋白表达的下调和伴随的SMA的上调。

6.3.2 炎症机制

高血糖和代谢紊乱、AGE是糖尿病肾病炎症机制的主要初始损伤因素。高血糖不仅会导致代谢紊乱，还可以通过生物机制（扩血管物质和缩血管物质的不平衡）、化学机制（如多元醇代谢途径）导致肾脏血流动力学的变化，这一系列变化都会导致炎症细胞的活化，炎症细胞产生一系列的炎症，炎症因子损害糖尿病肾小球和肾小管间质。基于此，一些学者认为糖尿病肾病在某种程度上是一种免疫介导的炎症性疾病，或者说炎症因素也可以作为糖尿病肾病发生发展的始动原因。各种炎症因子和细胞因子，包括单核巨噬细胞和肥大细胞、趋化因子、黏附分子、转录因子均可能参与了致病机制。其中，单核巨噬细胞是产生各种黏附分子和炎症因子的关键细胞。巨噬细胞和肿瘤坏死因子-α（TNF-α）有可能成为糖尿病肾病重要的干预靶点。

6.3.2.1 参与糖尿病肾病炎症机制的细胞

参与糖尿病肾病炎症损伤的细胞既有肾脏的固有细胞，也与进入肾脏的外来细胞有关。固有细胞指肾小球内皮细胞和系膜细胞、足细胞、肾小管上皮细胞等。肾损伤导致固有细胞受损，受损的固有细胞又积极参与进一步的炎症损伤者。外来细胞包括单核巨噬细胞、肥大细胞、中性粒细胞、T淋巴细胞和B淋巴细胞等。

单核巨噬系统主要由血液单核细胞和组织巨噬细胞构成，巨噬细胞有M1和M2两种状态。M1状态的巨噬细胞属于促炎细胞，可以分泌促炎因子 TNF-α 等；M2 状态的巨噬细胞属于抑炎细胞，可以产生抑炎因子 IL-10（白细胞介素 -10）等。因此，可以通过诱导 M2 状态的巨噬细胞达到控制炎症的目的。研究发现，糖基化血白蛋白可提高巨噬细胞活化程度，激活 NF-κB 和 TGF-β，促进糖尿病肾病的进展。高血糖严重程度与肾间质内巨噬细胞浸润的数量呈正相关，而巨噬细胞浸润数量与血肌酐升高程度、小管间质纤维化进展程度呈正相关，说明单核巨噬细胞浸润是糖尿病肾病发生与发展的关键。巨噬细胞被活化后会发生氧化应激反应，产生大量 ROS，某些还原性物质，如视黄酸可明显减少巨噬细胞在高糖肾组织的浸润并减轻氧化应激保护肾脏。

肾小球内皮细胞是肾小球滤过膜的最内层，也是第一道屏障，它直接接触血液循环中的物质。其表面标志和生物学特性与一般内皮细胞一致，如表达血管活性物质，如内皮素 -1（ET-1）、一氧化氮（NO）、前列环素 2（PGI2）等，同时表达许多细胞因子、趋化因子和黏附分子，如 ICAM-1、血栓调节素、L 选择素（CD62L，又称白细胞内皮细胞黏附分子）以及黑色素瘤细胞黏附分子（ CD146 ）等，它们诱导的炎症损伤与糖尿病微血管病变，包括肾脏病变有密切关系。

足细胞是高度分化的细胞，是肾小球滤过膜最外面的一层屏障结构。蛋白尿的发生与足细胞损伤密切相关，因为足细胞具有形成肾小球滤过屏障的重要物质，如 nephrin（肾病蛋白）、CD2 相关蛋白质等。研究表明，高血糖可能通过足细胞表面的 CD74 与巨噬细胞移动抑制因子（macrophage migration inhibitory factor, MIF）结合而损伤足细胞。肾小球系膜细胞也是活跃的炎症损伤细胞，在高血糖的刺激下会分泌 MCP-1 等，从而诱导单核 / 巨细胞的浸润和活化。糖尿病肾脏的微血栓形成与血小板的过度活化有关，高凝状态与炎症反应可以相互促进，形成恶性循环，因为许多凝血相关的物质与细胞因子同时又是炎症介质。

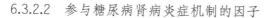

6.3.2.2　参与糖尿病肾病炎症机制的因子

多种因子参与了糖尿病肾病的炎症机制,包括 Ang Ⅱ、TNF-α、细胞因子、黏附分子、小分子激素、血浆纤溶酶原激活物抑制物 -1(plasminogen activator inhibitor-1, PAI-1)、前列腺素(prostaglandin, PG)、ROS 等许多小分子炎症介质等。各种细胞因子、黏附分子和化学趋化物被认为是糖尿病肾病的致病因子。

AGE 促进单核细胞趋化因子的产生,趋化因子介导巨噬细胞的浸润,巨噬细胞进一步产生 ROS、促炎因子、趋化因子、金属蛋白酶和补体系统因子。AGE 还可以刺激肾脏细胞产生致炎因子 TNF-α、IL-6(白细胞介素 -6)等,这些致炎因子彼此之间形成交错复杂的细胞因子网络。比如,TNF-α 诱导肾脏的过度肥大和高滤过状态,并可激活凋亡信号通路,更关键的是它可以激活 NF-κB 诱导激酶(NIK),从而使 NF-κB 被激活,进一步导致一系列致炎因子和 ROS 的产生,由此致炎效应被级联放大,放大的炎症反应损伤肾小球滤过膜,滤过屏障结构受损,患者产生蛋白尿。IL-6 也是一种重要的致炎因子,能够作用于多种靶细胞,如巨噬细胞、浆细胞、T 细胞和肝细胞等,曾被称为肝细胞刺激因子或者 B 细胞刺激因子 2,具有多种生物学效应。IL-6 可以释放胶质酶,使基底膜中的糖蛋白降解,使肾小球滤过膜通透性发生改变,导致微量白蛋白尿的产生,促进糖尿病肾病的进展。

趋化因子是一种小的可溶性蛋白,目前研究较多的(MCP-1)是非常重要的趋化因子,浸润的巨噬细胞可刺激肾细胞表达 MCP-1,引起肾小球基底膜的损伤,促进肾小球的硬化,参与肾小管间质纤维化。MCP-1 在巨噬细胞向肾组织的募集中起着关键作用。观察链脲佐菌素(STZ)注射的 MCP-1 表达缺失的小鼠糖尿病肾病的进展,可以证实 MCP-1 介导的巨噬细胞积聚在糖尿病肾病发展中的作用。在与野生型小鼠相比中,MCP-1 缺陷小鼠蛋白尿减少,保护作用与肾小球和间质巨噬细胞积聚的显著减少有关。此外,巨噬细胞集落刺激因子(M-CSF)

是整个细胞周期 G1 期巨噬细胞增殖所必需的，并能在肾小球系膜细胞、肾小管上皮细胞和内皮细胞中检测到。小鼠 M-CSF 的缺失导致巨噬细胞浸润和肾脏炎症过程中的局部增殖减弱。此外，将产生 M-CSF 的细胞植入自身免疫性狼疮小鼠的肾脏时，诱导了局部炎症。与此形成鲜明对比的是，在肾脏疾病的动物模型中，如双侧输尿管梗阻和糖尿病肾病，用抗 M-CSF 受体的抗体治疗可以抑制肾脏炎症。总之，这些发现表明 MCP-1 和 M-CSF 在糖尿病肾病的炎症反应中具有重要作用。

正常水平的 ICAM-1 维持着细胞与细胞之间的正常黏附，如血管内皮细胞与内皮细胞之间的黏附，而异常升高的 ICAM-1 将导致许多病理生理反应，如增强炎症细胞之间的黏附和相互作用，使炎症反应进一步加重。血管细胞黏附分子 1（Vascular cell adhesion molecule 1, VCAM-1）广泛表达在活化的内皮细胞表面，通过结合白细胞表面的特定分子，维持着血管内皮细胞与白细胞之间的黏附作用，导致更大范围的炎症反应。许多实验表明，糖尿病肾病患者体内血清 ICAM-1 水平升高，并且其水平与 2 型糖尿病患者的蛋白尿呈正相关。动物实验发现，阻断 ICAM-1 的表达可以使肾脏病变减轻。

在糖尿病肾病发生机制中 Ang Ⅱ 被认为是"罪魁祸首"，主要是因为它有突出的血流动力学作用，同时有广泛的非血流动力学机制，Ang Ⅱ 介导多条信号通路的激活。它诱导 MCP-1 的基因转录，显著增加它的活性。血管紧张素转化酶抑制剂（angiotensin converting enzyme inhibitor, ACEI）可通过减少 NF-κB 的活化而抑制 Ang Ⅱ 诱导的 MCP-1 的表达，说明该过程可通过 NF-κβ 介导。实际上作为糖尿病肾病发病机制的核心因素，Ang Ⅱ 几乎可以激活糖尿病肾病发病过程中所有关键的炎症介质，如 NF-κB、MCP-1、IL-6 以及 TNF-α。

6.3.2.3 糖尿病肾病炎症机制的信号通路

糖尿病肾病的炎症机制涉及多细胞、多分子以及多条信号通路。每一条信号的转导可以参与调控细胞内多种不同的病理生理过程，而疾病

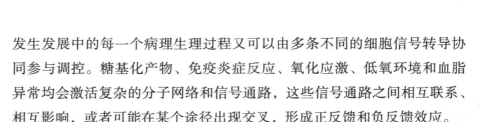

发生发展中的每一个病理生理过程又可以由多条不同的细胞信号转导协同参与调控。糖基化产物、免疫炎症反应、氧化应激、低氧环境和血脂异常均会激活复杂的分子网络和信号通路，这些信号通路之间相互联系、相互影响，或者可能在某个途径出现交叉，形成正反馈和负反馈效应。

在这些以炎症为中心的糖尿病肾病病理变化过程中，NF-κB 作为一种关键的转录因子，在多条信号通路之中起着中心作用。研究表明，在 STZ 诱导的糖尿病肾病大鼠模型中，TLR4（Toll 样受体 4）蛋白水平、p-κBα/IκBα 比值和 p-p65/p65 比值显著上升，经小檗碱（BBR）处理后，这些影响减弱，从而证明 BBR 通过抑制 TLR4 蛋白水平和 IκBα、p65 的磷酸化，显著抑制了 TLR4/NF-κB 通路的激活来改善糖尿病肾病。短链脂肪酸，尤其是丁酸，与 IκBα 的表达增加有关，后者抑制 NF-κBp65 的磷酸化和核转位，并抑制下游炎性细胞因子 MCP-1 和 IL-1β 的表达，部分改善了 2 型糖尿病诱导的肾脏损伤。可见，NF-κB 信号通路介导的炎性反应与糖尿病肾病的发生发展有密切的联系。

TGF-β 与器官纤维化的关系已经得到学界公认，被认为是致纤维化的"主调节因子"，高糖可以激活 TGF-β1 通路，活化的 TGF-β1 激活一系列下游效应蛋白 Smads（磷酸化的 Smad2 或 Smad3 与 Smad4 结合形成复合物），转位到细胞核中，刺激足细胞和系膜细胞分泌 VEGF，导致足细胞肥大，系膜基质增宽，逐步破坏正常肾脏结构。

MAPK 信号通路是由多个蛋白组成的复杂级联反应，经 MAPK 激酶、MAPK 依次激活，再进一步活化下游靶基因，将外界信号转导到细胞核内，参与细胞生长、发育、分裂、死亡以及细胞间的功能同步等多种生理反应的过程。糖尿病肾病肾脏组织有大量 p38MAPK 的磷酸化，其磷酸化程度与巨噬细胞浸润关系密切。目前已知的与糖尿病肾病发展相关的 MAPK 信号通路主要有 p38MAPK 通路、ERK1/2 通路、JNK 通路及 ERK5 通路。

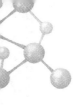

6.3.2.4　抗炎治疗在糖尿病肾病防治中的作用

人们认识到炎症在糖尿病肾病发病机制中的重要地位，便开始通过许多动物和临床试验探索抗炎治疗对防治糖尿病肾病的作用。实验研究证明，一些非特异性抗炎药物，如新型免疫抑制剂霉酚酸酯能抑制多种炎症因子的表达，减少肾脏组织炎性浸润。秋水仙碱通过降低中性粒细胞的黏附性及趋化性、干扰 ICAM 及选择素的表达等抗炎作用显示了其对糖尿病肾病的保护效应。一些中药，如黄葵胶囊、辛夷通过抑制 TLR4/NF-κB 信号通路发挥抗炎效果。低分子量肝素是临床上广泛应用的抗凝剂，用于防治糖尿病肾病时，发现其保护肾脏的作用不仅是基于其强大的抗凝效果，也与肝素强大的非特异性抗炎效果有关。所以，近年来，新药开发与细胞生物学研究的热点之一是获取肝素修饰物，用以抗炎治疗。现在已经运用于临床的药物，如 ACEI/ARB 类、他汀类、雷公藤以及大黄等，研究发现其保护效应之一是抗炎作用。

总而言之，糖尿病肾病的发病机制十分复杂，多种因素参与，炎症与非炎症因素相互影响，多条信号途径相互作用，许多信号途径已经被证实在糖尿病肾病中起关键作用，还有一些信号转导途径正在逐渐被证实其作用。所以，我们有理由认为，抗炎治疗可能随着糖尿病肾病发病机制的深入研究而成为有前景的治疗手段。

6.4　病理学改变

糖尿病肾病的肾脏病理学典型改变包括肾小球硬化、肾小管萎缩、肾间质纤维化、肾乳头坏死以及血管病变，如果是糖尿病合并其他类型的肾小球肾炎或泌尿道感染等，则有相应的肾小球肾炎或者泌尿系统感染的病理变化。糖尿病肾病最具有诊断意义的病理变化是 1936 年 Kimmelstiel 和 Wilson 首次提出的肾小球硬化症，包含结节性、渗出性和弥漫性，其中最具有特征性的是结节型病变。高糖状态通常促进肾小球基底膜的正常成分（如层粘连蛋白和Ⅳ型胶原等）表达异常增加，病理上表现为弥漫性肾小球硬化症，但在出现糖尿病结节性肾小球硬化时，基底膜成分反而减少甚至消失。糖尿病肾病的血管病变也具有一定特征性：间质小动脉硬化和出球、入球小动脉透明变性，其严重程度直接与肾小球硬化有关。糖尿病肾病患者最常见、最早出现的血管病变是血管内膜或中膜内的嗜伊红性物质沉积使入、出球小动脉呈透明样变性。肾血管透明变性还具备一定的诊断价值，若透明变性发生于年轻人，并且变形仅仅局限于入、出球小动脉时，首先应诊断糖尿病肾病的可能性。

6.4.1　大体改变

糖尿病肾病早期和中期的肾脏体积是增大的，皮质苍白并增厚。晚期如果出现瘢痕样或颗粒样改变时，表明血管病变比较严重。如果出现颗粒性固缩肾，则是高血压小动脉硬化的特有表现。

6.4.2　光镜下的病理改变

光镜下的病理改变可因糖尿病肾病的不同阶段而表现不同。早期由于肾小球呈高滤过状态，毛细血管襻受刺激而肥大，肾小球基底膜轻度增厚，系膜机制轻度增宽，系膜细胞轻度增多；肾小囊囊腔可变狭窄，肾小管上皮细胞空泡变性和颗粒变性。在糖尿病早中期阶段，肾小球毛细血管基底膜即表现出弥漫性增厚，系膜基质轻到中度扩张。病程进展时，肾小球的系膜基质重度增生，形成糖尿病肾病典型的结节状硬化，称 Kimmelstiel-Wilson 结节或 K-W 结节。该结节对糖尿病肾病具有较为特异的诊断价值。因系膜基质和其他细胞外基质弥漫性增生，在糖尿病肾病晚期出现球性硬化，但是与其他原因所致的硬化性肾小球病变相比，因为明显增多的系膜基质肾小球体积并不缩小，其甚至还会略有增大。

糖尿病患者不仅存在糖代谢障碍，也会诱发蛋白质和脂类代谢障碍，所以糖尿病肾病血管硬化极为常见，主要表现为肾小动脉和细动脉硬化。

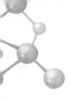

肾小管上皮细胞出现空泡变性的原因是肾小管吸收了蛋白质和糖类物质，病变进一步发展，出现肾小管萎缩，肾间质纤维化，单核细胞和淋巴细胞浸润，肾小管管腔狭窄。1型糖尿病患者肾小管萎缩和间质纤维化程度常与糖尿病性肾小球病变程度成比例。2型糖尿病患者慢性肾小管和间质的损伤程度与糖尿病性肾小球病变程度常常不成比例，甚至更严重。总而言之，1型糖尿病常可见典型的糖尿病肾小球硬化病变，2型糖尿病肾损害有时候并不典型，也不明显，患者的临床指标可能与光镜下的病理改变不相匹配。

6.4.3 免疫荧光染色

肾小球毛细血管壁和肾小管基底膜可见线状 lgG（免疫球蛋白 G）和白蛋白的沉积，这种病理改变以 1 型糖尿病患者更为常见。在糖尿病肾病发展到 ESRD 时，常常可见到在肾小球硬化区的 C3 、Clq 和 IgM 的非特异性染色。

6.4.4 电镜下的改变

肾小球基底膜表现出弥漫性均一性地增厚，足细胞足突出现弥漫性缺失或融合，无免疫复合物沉积导致的电子致密物的沉积有时候可有细纤维状物质或者细颗粒状物质。电镜下的改变同样随着病程进展而加重，在早期仅表现出稍微增厚，进展后会出现明显增厚，可数倍厚于正常肾小球基底膜。系膜基质弥漫性增宽，有些呈结节团块状，肾小管基底膜如果没有萎缩也会增厚。晚期可出现胶原纤维，肾小管间质纤维化。

6.5 临床分期与特点

糖尿病肾病的临床表现与分期可参照 Mogensen 对 1 型糖尿病肾病的病理生理学演变过程和病程分期，其将糖尿病肾病分为 5 个阶段。

6.5.1 第 1 期：肾小球高滤过和肾脏肥大期

患者往往没有临床表现，只有血流动力学改变。此时，GFR 增加 40%，肾脏体积增加 20%，肾小球和肾小管肥大，可能出现暂时性微量白蛋白尿。这种初始变化与高血糖水平相对应，血糖控制后可部分缓解。光学显微镜（光镜）下本期常不能发现病理组织学改变，所以它通常是隐藏的，临床上很难发现。

6.5.2 第 2 期：正常白蛋白尿期

GFR 超出正常水平，尿微量白蛋白排泄率（UAER）静息为正常，活动后可升高（大于 20μg/min）。肾脏病理表现为肾小球基底膜增厚，系膜区基质增生，若能良好地控制血糖，一般可较长时间稳定于该期。此期一般无临床征象，又称为临床沉默期。

6.5.3 第 3 期：持续微量白蛋白尿期

此期是糖尿病肾病的高危期。蛋白尿开始逐渐增多，UAE 继续上升至 20 ～ 200 μg/min，肾脏病理显示肾小球结节性病变和动脉透明化。可有典型的弥漫性肾小球硬化病理改变。在这个阶段，ACEI 或 ARB 药物可以积极用于减少尿中白蛋白的排泄。此期 GFR 仍正常，病变仍为可性，若不积极治疗，大多数患者病情逐渐进展。

6.5.4 第 4 期：临床糖尿病肾病期

在这一期，患者一般会呈典型肾病综合征的表现，大量蛋白尿、严重低蛋白血症和高度水肿等。同时患者逐步出现各种各样的临床症状，如高血压以及其他心血管系统表现等。此期 UAE 可升高超过 200μg/min，肾脏病理上会出现弥漫性硬化、K-W 结节等。

6.5.5 第 5 期：终末期肾衰竭

GFR 小于 15mL/min，血肌酐升高，出现严重的肾损害，合并全身

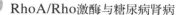

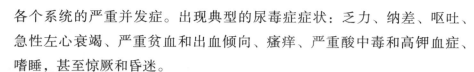

各个系统的严重并发症。出现典型的尿毒症症状：乏力、纳差、呕吐、急性左心衰竭、严重贫血和出血倾向、瘙痒、严重酸中毒和高钾血症、嗜睡，甚至惊厥和昏迷。

上述 5 期是针对非常典型的糖尿病肾病患者的临床表现进行的分期，但需要引起注意的是，有些患者并不完全经历上述 5 个阶段，有的仅表现为第 1 期和第 2 期，有少数患者即使到了慢性肾脏病 3 期以上，还没有明显的白蛋白尿，属于无白蛋白尿的特殊类型。当然，大部分糖尿病肾病患者到第 3 期后发展比较快，出现进行性增多的蛋白尿，继而表现出明显的肾病综合征。一旦进入第 4 期，绝大多数患者会进入不可逆性 ESRD。与其他原因引起的慢性肾脏病相比，糖尿病肾病的进展更快，全身靶器官损害也会更明显，选择透析的时机也会较其他慢性肾脏病更早。

6.6　防治基础措施

糖尿病肾病防治措施是综合性的，包括生活方式干预和药物治疗。药物治疗又包括对症治疗和并发症治疗。控制血糖、血压、调节血脂和降低蛋白尿属于对症治疗，并发症治疗包括防治糖尿病心脑血管疾病、糖尿病视网膜病变等。所有糖尿病肾病患者都必须保持健康的生活方式，包括低盐低脂饮食，适当运动，控制体重，吸烟者必须戒烟，因为在糖尿病患者中，吸烟者比不吸烟者更有可能出现微量白蛋白尿，且进展速度比不吸烟者更快。健康的生活方式有利于减缓糖尿病肾病进程并降低并发心血管事件的风险。糖尿病患者免疫力低下，容易合并普通感染或者特殊感染，包括细菌、真菌、病毒和结核菌感染，应积极预防感染，出现感染应积极治疗；选择药物时需避免使用肾毒性药物。

6.6.1　低蛋白饮食

糖尿病肾病与摄入蛋白质量呈正相关。肾小球内高压力、高灌注及高滤过是糖尿病肾病重要的病理生理机制之一，而低蛋白饮食有助于控制蛋白尿。肾小球滤过的蛋白质可以使肾小球硬化及肾小管纤维化。其机制是蛋白尿（包括补体及生长因子等）被肾小管重吸收后，沉积于系膜区，肾小球滤过膜受损，白蛋白沉积，肝素样物质释放减少，对系膜细胞增殖的抑制作用减弱，使系膜基质增生，肾小球硬化；蛋白管型形成肾小管内压力增高，小管基膜破裂；T-H蛋白进入肾间质，活化肾小管上皮细胞，启动炎症反应促进肾间质纤维化。应建议糖尿病肾病患者从早期就开始限制饮食中的蛋白质含量，低蛋白饮食有助于降低已经增高的 GFR，所以对所有糖尿病肾病患者都可以起到延缓肾功能恶化的作用。饮食蛋白质的摄入量应根据 GFR 水平而定。GFR 正常时，蛋白质摄入量控制为每日 0.8g/kg；GFR 下降后，对某些糖尿病合并其他危险因素的患者，为了延缓糖尿病肾病的进程，应该更加严格地控制蛋白质的摄入量，控制在每日 0.6g/kg。当然，低蛋白饮食一定要防止营养不良的发生。防止患者出现营养不良应注意：患者控制饮食中的蛋白质量不能低于每日 0.6g/kg，同时，需保证每日热量摄入 150kJ/kg（约 35kcal/kg），如果是肥胖或老年患者，可适当减少热量摄入。在总热量供给中蛋白质占 10% 左右，脂肪占 25% ～ 30%；循证医学推荐在控制蛋白摄入量的基础之上，可以补充适当的复方 α - 酮酸。α - 酮酸属于必需氨基酸底物，结合血尿素氮合成必需氨基酸，所以其既能够提供必需氨基酸，又能减少血尿素氮水平，对延缓肾衰竭有益。

6.6.2 纠正脂质代谢紊乱

研究发现，血脂异常在糖尿病肾病的炎症和氧化应激中起重要作用。糖尿病患者出现脂质代谢障碍，表现出来是升高的极低密度脂蛋白胆固醇（VLDL-C）和低密度脂蛋白胆固醇（LDL-C），降低的高密度脂蛋白胆固醇（HDL-C）。脂质代谢紊乱可促进巨噬细胞过滤和活性氧的产生，使肾小球系膜细胞活化和增殖，肾小球硬化，并可激活趋化因子和炎性因子的产生。控制血脂可以延缓糖尿病肾病的进程，不仅可以保护

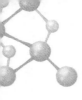

肾脏，同时会降低患者的糖尿病肾病与心血管疾病相关的死亡风险。降低胆固醇可减少尿蛋白排泄率，延缓肾小球硬化的发生和发展。

考虑到 LDL-C 占 TC（总胆固醇）的 60% ～ 70%，美国糖尿病学会（ADA）将 LDL-C 作为调脂治疗的首要目标。多数学者主张调脂药物首选他汀类药物，因为除了调脂作用以外，他汀类药物还有很多其他的肾脏保护功能。比如，可直接减少肾脏 TGF-β 的表达。以甘油三酯增高为主的患者，应首选贝特类药物，但严重肾衰竭患者禁用。应尽量避免他汀类药物与贝特类药物联合应用，因其会增加肌溶解风险。

6.6.3　严格控制血糖

糖尿病控制与并发症实验（diabetes control and complications trial, DCCT）及英国前瞻性糖尿病研究（UKPDS）等大型前瞻性研究已证实，血糖升高程度与糖尿病肾病进展速度呈正相关。血糖达标一般以患者的糖化血红蛋白（glycosylated hemoglobin, HbA1c）小于 7.0% 为标准。应积极采取"五驾马车"综合措施降糖，包含教育、饮食、运动、药物和血糖监测等多种手段。要尽量做到个体化降糖，对于经常发生低血糖或者肾功能损害严重的患者，为了防止出现低血糖导致的死亡率增加，可以适当降低 HbA1c 的标准。对于降糖药物的选择也需要考虑多方面的因素，首先尽量选择减轻肾脏负担或者能够使肾脏获益的药物。新型降糖药，如肠促胰岛素（DDP-4 抑制剂）、胰高血糖素样肽 -1（GLP-1）受体激动剂和钠 - 葡萄糖协同转运蛋白 2（sodium-dependent glucose transporters 2, SGLT-2）抑制剂等展现出了许多降糖作用以外的优势，如心血管系统或肾脏的获益，但是对于肾功能不全的病人，要根据肾功能调整剂量。胰岛素不仅降糖效果好，还有改善肾脏供血的作用。对新诊断的糖尿病患者，建议尽早用胰岛素强化控制血糖，以减轻高血糖对靶器官的损害。胰岛素治疗也适用于不能耐受口服降糖药或者不良反应严重，以及有明显肾功能损害者。值得注意的是，糖尿病肾病患者如果已经出现肾功能不全，血糖的改变可以表现出双向性。也就是说，有的患者表现出胰岛素抵抗现象，需要更大量的胰岛素才能将血糖降至正常水平；有的患者则会出现低血糖现象，因为这类患者以肾脏降解胰岛素、减少胰岛素敏感性增加为主要病理生理表现，所以需要根据血糖和肌酐清除率调整胰岛素剂量，防止低血糖的发生。有些 1 型糖尿病肾病患者血糖波动范围很大，高血糖和低血糖都很容易出现，这种不稳定的血糖水平对靶器官的保护非常不利，可以给予胰岛素强化治疗方案，如使用胰岛素泵等。

不容忽视的是，还有一少部分血糖一直控制得比较好的糖尿病患者，也可发展为糖尿病肾病，最终导致 ESRD，这说明除了高血糖对肾脏的损害之外，还有其他多因素参与。所以我们应该研究除血糖影响之外的其他多方面因素，如炎症因素、氧化应激等，并针对这些因素采取阻断和干预措施。健存肾单位的进行性损毁是各种慢性肾脏病，包括糖尿病肾病患者进展至慢性肾衰竭的根本原因，如果能够成功重建肾单位祖细胞，或者利用干细胞的某些功能修复受损的肾脏，将是糖尿病肾病及慢性肾脏病领域的突破性进展，有可能给糖尿病肾病的治疗带来新的策略。胰岛细胞移植治疗糖尿病、胰肾联合移植治疗终末期糖尿病肾病、干细胞移植及干细胞外泌体治疗早中期糖尿病肾病等组织工程领域或者基因工程领域的手段越来越受到人们的关注。

6.6.4　控制高血压

高血压是加速肾衰竭进程的最重要因素，所以控制血压甚至比控制血糖更为关键，更能让患者获益。在糖尿病肾病早期，降压治疗可降低蛋白尿。对于糖尿病肾病患者来说，控制在 130/80mmHg 以下属于理想血压，随着病程进展，糖尿病肾病 3 期以上更需要严格控制血压，力求控制在 125/75mmHg 以下。目前糖尿病肾病降压治疗的一线药物首选 ACEI 或 ARB 类药物，但血肌酐升高后应慎用。需要联合药物降压可以

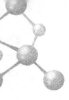

选择钙通道阻滞剂（calcium channel blockers, CCB）、利尿剂和 β 受体阻滞剂等，多项指南禁止 ACEI 和 ARB 联合使用。所以目前最常见的联合降压方法是 ACEI 或 ARB 联合长效 CCB。

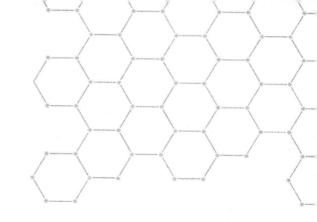

第7章 糖尿病肾病：问题审视

一直以来，糖尿病肾病的概念存在一定的分歧，其诊断和治疗手段也非常有限。对于糖尿病肾病，并不是依据患者有糖尿病病史并存在肾脏损害就能确定诊断的，还需要排除其他多方面的因素。用现有的诊断标准确诊的糖尿病肾病患者，肾脏往往已经有了明显病变，即使是早期的微量白蛋白尿期，也没有理想的治疗方案。所以，迄今为止在全球范围内，对于糖尿病肾病的诊断和防治都存在很大的挑战。因此，本章总结了目前糖尿病肾病的概念、临床特点以及诊断和治疗存在的一系列亟待解决的问题。

7.1 糖尿病肾病与糖尿病肾脏病变

在2007年以前，我国一直都是采用糖尿病肾病（diabetic nephropathy，DN）这一概念，2007年美国肾脏病基金会（NKF）制定的《糖尿病及慢性肾脏病最新临床实践指南》中提出了糖尿病肾脏病变（diabetic kidney disease，DKD）的概念，并且在2008年第41届美国肾脏病协会（ASN）年会上建议应用DKD取代DN。DKD是指由糖尿病所致的慢性肾脏疾病。DN和DKD两者概念有所不同，各自的侧重点不同。DN是我们一直采用的传统概念，一般是指糖尿病肾脏出现了肾小球硬化的改变，如病理表现为典型的基底膜增厚，系膜基质增宽，基质细胞增多。所以严格来说，DN 侧重于肾小球病理上的改变，而新提出来的 DKD 侧重于患者的临床表现或者实验室指标的改变。虽然糖尿病患者肾脏病理改变和实验室指标或者临床表现不是简单的对等关系，但是一直以来，国内外肾内科医师都把糖尿病患者出现的肾脏问题简单考虑为 DN。这种简单的对等既不利于患者治疗方案的制定，也不利于科研人员从事糖尿病肾病的研究工作。各地医院在 DN 的诊断上也不统一，这在很大程度上限制了肾内科同人的学术交流。

具体来说，很多 1 型糖尿病肾病患者在 5 ～ 10 年病程后出现的肾脏损害很大比例是糖尿病肾病，也就是糖尿病肾小球硬化，符合糖尿病肾病的病理改变，但是仍有一定比例的患者经过病理诊断后，并不是我们所说的糖尿病肾小球硬化症的病理改变。这种临床诊断和病理诊断的不一致性在 2 型糖尿病肾病中尤为突出，这种长时间的混乱限制了我们对糖尿病肾病的交流和科研。在这个大背景下，NKF 制定的《糖尿病及慢性肾脏病最新临床实践指南》在 2007 年提出，建议用 DKD 取代 DN，DKD 相对于 DN 来说更偏重临床诊断。其诊断标准为糖尿病患者出现大量蛋白尿，或者出现微量白蛋白尿同时合并糖尿病视网膜病变。

总体来说，如果诊断为 DN，应该是考虑为确诊的糖尿病肾小球硬化；如果诊断为 DKD，应该是根据临床表现或者实验室指标所做出的临床诊断。如果不能区分 DKD 和 DN，有条件可以通过肾穿刺活检做出病理诊断，若符合典型的肾小球病变，我们称为 DN；当然也有一部分患者是非糖尿病肾病，也就是并不是肾小球硬化；还有一部分患者是不典型的肾小球硬化。我国目前仍沿用糖尿病肾病的概念，本书也沿用糖尿病肾病的概念。

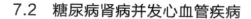

7.2 糖尿病肾病并发心血管疾病

随着社会的老龄化，糖尿病、慢性肾脏病和心血管疾病发病率日趋增高，且 3 种疾病之间相互影响或互为因果。糖尿病及慢性肾脏病患者容易诱发心血管疾病，尤其是糖尿病肾病患者容易引发更多心血管风险，导致更高的发病率和死亡率。

众所周知，糖尿病的主要危害在于大血管和微血管损害。糖尿病患者发生心肌梗死的风险明显高于正常人，有研究认为其与有心肌梗死病史患者再发风险相同。即使未被确诊为糖尿病，而仅仅表现为葡萄糖耐受不良的患者，也有患额外的心血管疾病风险。除糖尿病和糖耐量受损是直接的危险因素外，糖尿病患者还常常合并代谢综合征，如高血压、肥胖、高脂血症和高尿酸血症等。代谢综合征患者体内往往存在肥胖症相关炎症，上述因素均是导致心血管疾病的危险因素。糖尿病患者心血管疾病的发病率和死亡率随着微量白蛋白尿的升高而升高，随着 GFR 降低而降低，死亡率的增加开始出现于 GFR 低于 60mL/（min·1.73m²）。许多慢性肾脏病患者，特别是糖尿病肾病患者，并没有发展到 ESRD 就死于各种心血管疾病，这种现象在老年人群体中表现尤其突出。糖尿病肾病患者在经历心血管事件，如心肌梗死和经皮冠状动脉介入治疗后，预后尤其差，死亡率高。

GFR 的降低和尿蛋白的增加是糖尿病肾病并发心血管疾病的独立危险因素，这两个危险因素共同存在对心血管病风险的增加不只是累加效应，而是更加不利的复合效应。糖尿病肾病增加心血管疾病风险的机制还包括其他相关危险因素，如高血压、胰岛素抵抗、内皮功能障碍、氧化应激及炎症，还包括与肾脏功能不全相关的危险因素，其中成纤维细胞生长因子 23（fibroblast growth factor23，FGF23）是提高心血管疾病发病率的肾脏特异性危险因素之一。已明确证实在慢性肾脏病和 ESRD 患者中，其已被证实与心血管疾病发病率升高相关。FGF23 是反映早期慢

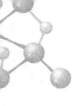

性肾脏病与矿物质代谢相关的激素水平紊乱的最早异常指标之一。另外，它尤其与充血性心力衰竭相关，亦与动脉粥样硬化相关。FGF23可直接导致心脏异常，此外与未患糖尿病的慢性肾脏病患者相比，并发糖尿病的慢性肾脏病患者的FGF23异常情况更严重。在慢性肾脏病和ESRD患者中可能仍存在其他使心血管疾病发病率增高的因素，但迄今尚未被模型及人体试验明确。

糖尿病肾病患者关于心血管疾病风险的防控措施包括控制血糖、治疗血脂、异常戒烟、抗血小板治疗及使用肾素－血管紧张素系统抑制剂控制血压。醛固酮拮抗剂可能也有一定作用，但是仍未被证实。他汀类药物对慢性肾脏病有一定疗效，但是对于非慢性肾脏病患者的效果还不明确，而且对大多ESRD患者的作用有限。控制血糖、血压等治疗被证实能延缓糖尿病微血管并发症（如视网膜病变神经病变）和肾脏疾病的进程。然而，最近的强化血糖控制试验未能成功证明它能预防糖尿病大血管并发症。例如，对众多2型糖尿病患者强化治疗降低血糖的研究进行分析后，未能证明其对全因死亡率或者心血管疾病死亡率的改善；针对一些特定心血管疾病预后的益处与严重低血糖症发病风险增加相抵消。实际上，一些药剂可能与心血管疾病预后不良相关，如磺胺类药物、罗格列酮、胰岛素等。但是一些试验证实了药物治疗的益处，如UKPDS对于二甲双肌的相关研究。近期Look AHEAD研究证实，减重和运动对心血管事件的发病率无改善。毫无疑问，部分甚至大多数干预后效果不显著是由于在疾病发生后很久才进行干预措施。幸运的是，仍有很多正在进行的大型动力试验可能洞察新的控制血糖和改变心血管预后的治疗方法。

糖尿病肾病患者并发心血管疾病风险的防控措施包括生活方式的改变，控制血压，控制血糖，调整血脂，抗血小板治疗，以及使用RASS系统阻断剂。但是，大多数干预后效果不明显，需要寻找新的治疗方法来降低糖尿病肾病患者并发心血管疾病的风险，改善糖尿病和糖尿病肾病患者预后。心血管疾病既可能是糖尿病肾病患者发病的常见原因，也

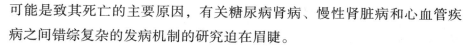

可能是致其死亡的主要原因，有关糖尿病肾病、慢性肾脏病和心血管疾病之间错综复杂的发病机制的研究迫在眉睫。

总而言之，心血管疾病是糖尿病肾病患者发病率和死亡率的常见原因。关于其错综复杂的机制和最佳治疗方案的研究仍在紧密进行，尤其是考虑其对人口健康的重大影响。糖尿病肾病、慢性肾脏病和心血管疾病之所以相互影响、密不可分，一个重要的原因在于它们存在许多共同的潜在发病机制或者致病因子，如内皮功能紊乱、炎症介质或炎症因子、氧化应激、血小板激活和其他凝血功能异常等，尤其是它们之间存在许多共同的信号传导致病途径，所以研究其致病的某些共同途径，有望给糖尿病和糖尿病肾病的防治带来新的进展。

7.3　糖尿病肾病并发甲状腺功能异常

7.3.1　研究背景

甲状腺激素可参与调节肾血流及 GFR，肾脏可参与甲状腺激素的生成、分泌和降解，由此可见，甲状腺激素和肾脏之间存在错综复杂的关系。糖尿病肾病患者体内存在代谢紊乱和氧化应激，这些病理生理过程也会对甲状腺激素的代谢产生影响。随着 2 型糖尿病肾病的不断进展，其甲状腺激素水平也可能出现不同程度的改变。

近年来，糖尿病及其并发症与甲状腺功能减退的关系受到国内外学者的广泛关注，一系列研究表明，与正常人群相比，糖尿病肾病患者更容易合并显性或亚临床甲状腺功能减退（亚甲减）。甲状腺功能异常患者体内存在氧化应激状态异常，同时氧化应激是引起糖尿病肾脏损害的重要机制。但是对于糖尿病肾病合并亚甲减患者，肾脏氧化损伤的程度会有何种变化，左旋甲状腺素钠片（L-T$_4$）治疗能否减缓其肾脏损害，国内外尚无相关报道。因此，本研究通过观察早期糖尿病肾病合并亚甲减患者血清丙二醛（MDA）、超氧化物歧化酶（SOD）、8- 羟基脱氧鸟

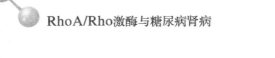

苷（8-OHdG）的变化及 L-T$_4$ 治疗对上述指标的影响，探讨早期糖尿病肾病合并亚甲减患者氧化应激状态的改变以及 L-T$_4$ 的治疗效果。

7.3.2 研究方法

7.3.2.1 研究对象与分组

选取 2014 年 6 月至 2015 年 12 月咸宁市中心医院肾内科住院及门诊治疗的甲状腺功能正常的 48 例 2 型早期糖尿病肾病患者作为对照组［Euthyroid（甲状腺机能正常的）组］，并选取同时期住院的 92 例 2 型早期糖尿病肾病合并亚甲减患者作为研究组，按随机原则分为常规治疗组［（SCH（亚甲减）组］与 L-T$_4$ 治疗组（L-T$_4$ 组）各 46 例。诊断标准：① 2 型糖尿病—符合 1999 年世界卫生组织 2 型糖尿病诊断标准；②早期糖尿病肾病—根据 Mogenson 分型诊断为糖尿病肾病 3 期—UAER 为 30 ～ 300mg/24h；③亚甲减的诊断标准：血清 TSH（促甲状腺激素）大于 4.94μIU / mL，血清 FT$_3$（游离三碘甲状腺原氨酸）、FT$_4$（游离四碘甲状腺原氨酸）水平在正常范围。（本院甲状腺功能正常参考值：TSH 0.35 ～ 4.94μIU / mL，FT$_3$：1.71 ～ 3.71pg / mL，FT$_4$ 1.7 ～ 14.8ng / L）。

纳入标准：血糖控制良好，空腹血糖小于 7.0mmol / L，餐后 2h 血糖小于 11.1mmol / L；近 3 个月未服用 ACEI、血管紧张素受体拮抗剂、维生素 C、维生素 E 以及其他抗氧化的药物等。既往无甲状腺疾病史及服用影响甲状腺功能的药物者。排除标准：高血压，原发性肾脏疾病，妊娠，伴有糖尿病急性代谢紊乱或严重并发症、恶性肿瘤、急慢性感染、严重心肝脑等疾病者；入选对象在观察期间出现 TSH 大于 10.0mIU / L 或进展为显性甲状腺功能减退（甲减）或出现高血压者则退出研究。Euthyroid 组 3 例进展为甲减，失访 2 例，1 例出现高血压，最终 Euthyroid 组 42 例（男性 15 例，女性 27 例），年龄（49 ± 5）岁，糖尿病病程（7.2 ± 3.0）年；SCH 组 1 例进展为甲减，2 例 TSH 大于 10.0mIU / L，1 例出现高血压而退出观察，失访 1 例，最终 SCH 组 41 例（男性 14 例，女性27例），年龄（56±4）岁，糖尿病病程（6.8±2.0）年；L-T₄组1例进展为甲减，2例出现高血压而退出观察，最终L-T₄组43例（男性15例，女性28例），年龄（51±5）岁，糖尿病病程（5.7±2.2）年。3组患者年龄、性别构成、病程比较差异无统计学意义（均P大于0.05）。研究方案通过医院伦理委员会批准，所有患者签署书面知情同意书。

7.3.2.2 处理方法

对所有入选患者均给予糖尿病标准化治疗，严格控制血糖（使用胰岛素降糖）。L-T₄组在常规治疗的基础上加用L-T₄（优甲乐片，德国默克公司生产），从小剂量12.5μg/d开始，依据实验室检查结果和临床症状调整剂量，最大量50μg/d，至TSH恢复正常范围后，继续予以维持量。每个月复查甲状腺功能，将TSH水平控制在正常范围。研究过程中，所有患者采取电话及门诊随访的方式，定期检测血糖、血压，及时调整胰岛素剂量，研究总疗程为24周。治疗前和治疗24周后采空腹静脉血，并收集24h尿液待检。

7.3.2.3 指标检测

8-OHdG水平测定采用酶联免疫吸附法，UAER测定采用免疫比浊法，用苦味酸法测定尿肌酐，8-OHdG结果用尿肌酐校正（每毫克尿肌酐中8-OHdG含量）。MDA测定采用硫代巴比妥酸（TBA）法。SOD活力测定采用黄嘌呤氧化酶法。试剂盒由南京建成生物工程研究所提供。具体操作严格按说明书进行。

7.3.2.4 统计学处理

所有数据用均数 ± 标准差（$x±s$）表示，各组间比较采用方差分析，两变量相关分析采用Spearman相关分析，用SPSS19.0统计软件进行统计，$P<0.05$有统计学意义。

7.3.3 研究结果

7.3.3.1 受试者的基线资料比较

基线值比较：与 Euthyroid 组相比，SCH 组和 L–T$_4$ 组 TSH、MDA、UAER 及 8–OHdG 值升高（P 小于 0.05），SOD 值降低（P 小于 0.05），TG（甘油三酯）值有升高趋势，但差异无统计学意义（P=0.06）；Euthyroid 组、SCH 组和 L–T$_4$ 组之间其余指标差异均无统计学意义（P 大于 0.05）结果如表 7-1 所示。

表 7-1　研究参与者的基线资料

组别	Euthyroid组 （n=42）	SCH 组 （n=41）	L–T$_4$ 组 （n=43）
Age，years	49 ± 5	56 ± 4	51 ± 5
Male，No.（%）	15（35.7）	14（34.1%）	15（34.9）
BMI，kg/m^2	22.3	23.1	22.7
MAP（mmHg）	87.38 ± 10.42	89.26 ± 9.41	91.23 ± 8.70
Duration of DM，years	7.2 ± 3.0	6.8 ± 2.0	5.7 ± 2.2
FBG（mmol/L）	6.37 ± 0.85	6.23 ± 0.61	5.83 ± 0.74
HbA1c（%）	8.12 ± 2.04	8.12 ± 2.04	8.12 ± 2.04
SCr（μmol/L）	97.70 ± 20.08	94.54 ± 16.24	92.70 ± 20.80
eGFR（mL/min/1.73m^2）	98 ± 12	91 ± 18	88 ± 14
TC（mmol/L）	4.86 ± 1.52	5.69 ± 1.47	5.72 ± 1.28
TG（mmol/L）[a]	1.66 ± 0.72	1.83 ± 0.87	1.75 ± 0.54
HDL–C（mmol/L）	1.31 ± 0.52	0.93 ± 0.22	1.00 ± 0.30
LDL–C（mmol/L）	2.68 ± 0.85	2.93 ± 0.91	3.01 ± 0.72

组别	Euthyroid组 （n=42）	SCH 组 （n=41）	L-T$_4$ 组 （n=43）
FT$_3$（pg/mL）	3.43 ± 0.96	2.51 ± 1.05	2.93 ± 1.11
FT$_4$（ng/dL）	0.86 ± 0.12	1.22 ± 0.15	0.96 ± 0.17
TSH（μIU/mL）*	2.71 ± 0.95	8.22 ± 0.55	8.36 ± 0.98
Serum MDA （μmol/L）*	5.39 ± 1.43	235.14 ± 10.49	240.12 ± 12.34
Serum SOD（μ/mL）*	89.43 ± 9.10	79.85 ± 6.89	61.25 ± 5.14
UAER（mg/24h）*	191.09 ± 11.60	235.14 ± 10.49	212.05 ± 10.27
Urine 8-OHdG* （ng/mgCr）	22.61 ± 6.01	29.36 ± 7.13	27.01 ± 8.71

注：MAP, 平均动脉压；FBG, 空腹血糖；HbA1c, 糖化血红蛋白；SCr, 血清肌酐；TC, 总胆固醇；TG, 甘油三酯；HDL-C, 高密度脂蛋白胆固醇；LDL-C, 低密度脂蛋白胆固醇；FT$_3$, 游离三碘甲状腺原氨酸；FT$_4$, 游离四碘甲状腺原氨酸；TSH, 促甲状腺激素；MDA, 血清丙二醛；SOD, 超氧化物歧化酶；UAER, 尿白蛋白排泄率；8-OHdG, 8- 羟基脱氧鸟苷；eGFR=186×（Scr）-1.154×（年龄）-0.203×（0.742 女性）。

＊P 小于 0.05，Euthyroid 组、SCH 组和 L-T$_4$ 组之间的比较。

ap =0.06 , Euthyroid 组、SCH 组和 L-T$_4$ 组之间的比较。

7.3.3.2 受试者治疗前后的临床特征和氧化应激指标比较

组内比较：与治疗前相比，SCH 组治疗后 TSH、MDA、UAER 及 8-OHdG 值升高（P 小于 0.05），SOD 值降低（P 小于 0.05）；与治疗前相比，L-T$_4$ 组治疗后 TSH、MDA、UAER 及 8-OHdG 值下降（p 小于 0.05），SOD 值升高（P<0.05）。治疗后第 24 周组间比较，与 SCH 组相比，L-T$_4$ 组 TSH、MDA、UAER 及 8-OHdG 值下降（P 小于 0.05），

SOD 值升高（*P* 小于 0.05）结果如表 7-2 所示。

结果表明，随着糖尿病肾病病程的延长，未经治疗的亚甲减有进展趋势，并且亚甲减会加重糖尿病肾病氧化应激及 UAER 水平，经 L-T₄ 治疗 24 周后可以减轻糖尿病肾病患者氧化应激及 UAER 水平。

表 7-2　受试者治疗前后的临床特征和氧化应激指标

组别	Euthyroid 组		SCH组		L-T₄组	
	治疗前	治疗后	治疗前	治疗后	治疗前	治疗后
MAP（mmHg）	87.38 ± 10.42	85.92 ± 7.58	89.26 ± 9.41	92.31 ± 8.26	91.23 ± 8.70	88.15 ± 6.98
FBG（mmol/L）	6.37 ± 0.85	5.26 ± 0.73	6.23 ± 0.61	5.31 ± 0.44	5.83 ± 0.74	6.12 ± 0.39
HbA1c（%）	8.12 ± 2.04	7.89 ± 1.05	8.12 ± 2.04	7.89 ± 1.05	8.12 ± 2.04	7.89 ± 1.05
SCr（μmol/L）	97.70 ± 20.08	100.19 ± 17.82	94.54 ± 16.24	102.20 ± 18.70	92.70 ± 20.80	95.74 ± 16.62
eGFR（mL/min/1.73m²）	98 ± 12	90 ± 11	91 ± 18	84 ± 17	88 ± 14	82 ± 20
TC（mmol/L）	4.86 ± 1.52	5.23 ± 1.83	5.69 ± 1.47	6.03 ± 2.09	5.72 ± 1.28	5.31 ± 1.77
TG（mmol/L）	1.66 ± 0.72	1.78 ± 0.69	1.83 ± 0.87	1.68 ± 0.46	1.75 ± 0.54	1.88 ± 0.36
HDL-C（mmol/L）	1.31 ± 0.52	1.29 ± 0.49	0.93 ± 0.22	0.95 ± 0.14	1.00 ± 0.30	0.97 ± 0.31
LDL-C（mmol/L）	2.68 ± 0.85	2.76 ± 0.78	2.93 ± 0.91	2.65 ± 0.89	3.01 ± 0.72	2.93 ± 0.54
FT3（pg/mL）	3.43 ± 0.96	2.17 ± 0.92	2.51 ± 1.05	2.07 ± 0.90	2.93 ± 1.11	3.27 ± 1.71
FT4（ng/dL）	0.86 ± 0.12	1.04 ± 0.17	1.22 ± 0.15	0.92 ± 0.09	0.96 ± 0.17	1.28 ± 0.15
TSH（μIU/mL）	2.71 ± 0.95	3.03 ± 1.02	8.22 ± 0.55 ▲	10.56 ± 0.63*	8.36 ± 0.98 ▲	4.59 ± 1.06* △
Serum MDA（μmol/L）	5.39 ± 1.43	6.13 ± 0.95	235.14 ± 10.49 ▲	274.40 ± 8.9*	240.12 ± 12.34 ▲	218.15 ± 10.24* △
Serum SOD（μ/mL）	89.43 ± 9.10	82.86 ± 10.15	69.85 ± 6.89 ▲	50.94 ± 10.04*	61.25 ± 5.14 ▲	90.02 ± 8.08* △

组别	Euthyroid 组		SCH组		L-T$_4$组	
	治疗前	治疗后	治疗前	治疗后	治疗前	治疗后
UAER（mg/24h）	191.09 ± 11.60	202.02 ± 9.41	235.14 ± 10.49 ▲	274.40 ± 8.9*	212.05 ± 10.27 ▲	123.02 ± 8.08* △
Urine 8-OHdG（ng/mgCr）	22.61 ± 6.01	25.37 ± 8.91	29.36 ± 7.13 ▲	37.20 ± 6.81*	32.01 ± 8.71 ▲	19.17 ± 4.59* △

注：组内比较，相同组内治疗前和治疗后第 24 周比较，*P 小于 0.05；组间比较，分别在治疗前和治疗后第 24 周比较，与 Euthyroid 组比较，▲ P 小于 0.05；与 SCH组相比，△ P 小于 0.05。

7.3.4 讨 论

流行病学研究显示，2 型糖尿病患者常合并甲状腺功能异常，如甲亢或甲减，且合并亚甲减的风险更高，占糖尿病患者的 10.7%～22.4%。其中女性患者多于男性患者。因糖尿病及甲状腺疾病均是与自身免疫机制相关的内分泌代谢性疾病，糖尿病易合并亚甲减被认为可能是免疫重叠现象。Zhang 和 Yasuda 等认为糖尿病合并亚甲减时，其肾病发病风险明显增加，但是他们未对其具体机制进行进一步研究；Rhee C M 和Afsar B 等发现慢性肾脏病合并甲状腺功能异常时，心血管发病风险明显增高，故显著影响慢性肾脏病患者预后。但迄今为止对于糖尿病肾病合并亚甲减的肾脏损害机制研究仍比较缺乏。我们发现，相比于单纯的糖尿病肾病患者，合并亚甲减糖尿病肾病患者 UAER 明显增加，且随着病程的延长，24 周后 TSH 水平明显升高，说明亚甲减有进展趋势。其原因可能与甲状腺激素分泌不足，心输出量减少，使肾脏有效血流量降低及GFR 下降有关。高 TSH 水平可导致血脂紊乱、高血凝状态、内皮功能损伤、肾脏微循环障碍等，进而加重肾脏损害的风险。当糖尿病引起肾脏损害时，尿中可能丢失甲状腺结合球蛋白，使甲状腺激素水平进一步下降，负反馈使 TSH 水平增高，反过来又加重亚甲减。除了上述讨论的影响因素以外，还可能存在其他作用机制，有待进一步研究。

氧化损伤是滋生多种疾病的共同土壤，其是不是糖尿病肾病合并亚甲减患者肾脏损伤的加重因素尚不明确，本研究对此做了初步探讨。我们的研究结果显示，与单纯的糖尿病肾病患者相比，合并亚甲减糖尿病肾病患者血 MDA、8-OHdG 明显增高，血 SOD 明显下降，且相关分析提示，TSH 水平与 8-OHdG、UAER 正相关，说明亚甲减可能通过加重氧化应激损伤而加重糖尿病的肾脏损害。目前有关甲状腺激素对氧化应激影响的研究结果尚存在分歧。首先，甲减患者机体代谢水平降低，耗氧量减少，氧自由基可能随之减少。其次，甲状腺激素合成过程中，甲状腺球蛋白酪氨酸残基的碘化过程伴随氧自由基的产生和清除，引起体内复杂的氧化状态改变，包含氧自由基产生、清除以及抗氧化能力的改变。Jena S 等对出生后和成熟后的甲减鼠肾脏抗氧化物基因表达变化的研究发现：永久性甲减鼠肾脏 SOD1 活性无变化，而 SOD2、CAT（过氧化氢酶）活性下降；而暂时性和永久性甲减鼠肾脏 GPx（谷胱甘肽过氧化物酶）活性均增加。Villanueva 等发现甲状腺激素对不同组织氧化应激的影响可能存在组织特异性。上述研究可以部分解释甲减对于氧化应激作用研究报道的不一致性：甲减可能不改变、减轻或者加重组织的氧化损伤。另有研究认为，甲状腺功能减退引起脂质代谢障碍及内皮功能障碍，脂质过氧化产物增加，并通过干扰 eNOS 的合成诱导氧化应激。我们的研究结果也证明甲减可能诱导氧化应激，其可能与肾脏的组织特异性及糖尿病状态有关。

临床上单纯亚甲减患者一般不主张用甲状腺素治疗，而糖尿病肾病合并亚甲减是否需要治疗尚无定论。我们发现，予以 $L-T_4$ 治疗 24 周后，TSH 水平基本恢复正常，且体内氧化应激指标及微量蛋白尿均明显降低，这也进一步提示亚甲减可能加重糖尿病肾病的氧化应激及微量蛋白尿水平，$L-T_4$ 治疗糖尿病肾病合并亚甲减患者可能带来临床上的获益。

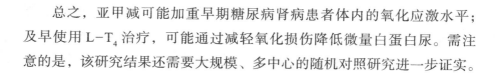

总之，亚甲减可能加重早期糖尿病肾病患者体内的氧化应激水平；及早使用 L-T$_4$ 治疗，可能通过减轻氧化损伤降低微量白蛋白尿。需注意的是，该研究结果还需要大规模、多中心的随机对照研究进一步证实。

7.4 糖尿病肾病诊断进展

我们现在所说的糖尿病肾病采用的是临床诊断标准，通常是根据尿白蛋白肌酐比（UACR）升高和（或）估算的 GFR 下降、同时排除其他肾脏病而作出的临床诊断。但是，我们在实际临床工作中发现，微量白蛋白尿作为糖尿病肾病的早期诊断依据，其实已经让很大一部分患者在诊断之初就失去了逆转的可能性。换句话说，糖尿病患者在微量白蛋白尿期肾脏就很难恢复正常了，因此我们应该寻找更早期的糖尿病肾病诊断依据。

7.4.1 糖尿病肾病的临床诊断

2014 年 ADA 与 NKF 达成共识，认为应该区分糖尿病肾病和糖尿病性肾小球病变，通过做肾活检证实的由糖尿病引起的特有的肾小球病变称为糖尿病性肾小球病，而糖尿病肾病涵盖范围更广，是指由糖尿病引起的慢性肾病，凡是符合 GFR 低于 60mL/（min·1.73m^2）或 UACR 高于 30mg/g 持续超过 3 个月则可诊断为糖尿病肾病。目前，推荐 1 型糖尿病患者应于诊断后 5 年进行筛查，2 型糖尿病患者则在确诊时即筛查。结合肾损伤标准，糖尿病肾病按照 GFR 水平可分为 5 个阶段：G1 ～ G5 期，这 5 个阶段的分期标准和慢性肾脏病基本一致，分别为 GFR 大于等于 90 mL/（min·1.73m^2），GFR 为 60 ～ 89mL/（min·1.73m^2），GFR 为 30 ～ 59mL/（min·1.73m^2）；GFR 为 15 ～ 29mL/（min·1.73m^2）；GFR<15mL/（min·1.73m^2）。通过这种分期方法可了解糖尿病肾病的病情进展。

在临床上如果怀疑糖尿病肾病，首先做以下 4 项检查：①测定

UAER；②测量血肌酐浓度和 GFR；③眼科检查；④测量血压。在大部分糖尿病患者中，以下 3 项条件符合其中之一可以考虑诊断糖尿病肾病：① UACR 升高；②糖尿病视网膜病变伴糖尿病肾病 5 个阶段的任何一个阶段；③糖尿病病程超过 10 年的 1 型糖尿病患者出现 UACR 升高。对于 1 型糖尿病患者，糖尿病自然病程和进展时间线有助于糖尿病肾病的诊断。对于 2 型糖尿病患者，还应结合其他器官的糖尿病微血管病损情况。合并视网膜病变虽然有助于糖尿病肾病的诊断，但应注意其不是必备条件：对于 1 型糖尿病肾病患者一般合并视网膜病变，而 2 型糖尿病患者可在起病时即出现糖尿病肾病，而不伴有视网膜病变。对于伴有糖尿病和肾病证据（如蛋白尿、血尿或 GFR 下降）的患者，最重要的是鉴别是否为糖尿病肾病或合并其他肾脏疾病，鉴别困难时需要通过肾穿刺病理学检查来鉴别。如果患者在主观上或者客观上不能做肾穿刺活检术，目前对于 2 型糖尿病肾病的临床诊断标准大致可以参考以下几点：第一，对于 2 型糖尿病患者，由于我们无法确切知道患者的发病时间，只能借助临床资料推断发病时间。第二，对于病程在 5 ～ 10 年及以上的患者，蛋白尿是非常重要的诊断依据。早期表现为微量蛋白尿升高，进一步发展会出现大量蛋白尿。第三，如果患者同时合并不同程度的糖尿病视网膜病变，更有助于糖尿病肾病的诊断。第四，目前对于糖尿病肾病的诊断其实是"除外诊断"，要排除临床上可能造成患者肾脏损害的其他可能继发性疾病。比如，某个患者有其他的自身免疫性疾病，可能会造成肾脏的损害，这种情况下我们就不能简单地诊断为糖尿病肾病。如果患者的临床资料没有提示有其他可能损害肾脏的疾病，我们才可以做出糖尿病肾病的临床诊断。

7.4.2 糖尿病肾病的鉴别诊断

确定糖尿病肾病的诊断首先需鉴别是否糖尿病合并非糖尿病肾病。特别是 2 型糖尿病患者，可以合并原发性肾小球疾病和其他继发性肾小球疾病，原发性肾小球疾病如膜性肾病、局灶节段性肾小球硬化、IgA 肾病、新月体肾炎、继发性如狼疮性肾炎、血管炎性肾损伤等。临床上如果怀疑上述疾病时，需要行肾穿刺活检术来确诊，特别是对于怀疑为糖尿病合并非糖尿病肾病的患者来说，具有十分重要的意义。下列情况应考虑肾活检：1 型糖尿病病程短（小于 10 年），患者有肾脏损害但是眼底病变非常轻或未合并糖尿病视网膜病变；血肌酐在短时间内快速升高，如常见的急进性肾炎；活动性尿沉渣的出现（红细胞、白细胞或细胞管型等）；以血尿为突出表现或短时间大量增加蛋白尿；难以控制的顽固性高血压；合并其他系统性疾病的症状或体征需考虑继发性肾小球疾病；肾脏超声发现明显异常；服用 ACEI 或 ARB 类药物之后 GFR 迅速下降，2 ～ 3 个月内大于 30%。

糖尿病肾病鉴别诊断还需考虑肾前性肾损害、肾后性肾损害和肾实质损害。

第一大类，肾前性肾损害对于糖尿病患者更多见的是缺血性因素，患者出现不同程度的动脉粥样硬化，也包括内脏血管硬化、肾动脉硬化。实际上这种缺血性肾病在糖尿病肾病患者中，尤其是老年糖尿病患者中并不少见。因此对于临床中我们所见的不伴蛋白尿的、仅有 GFR 下降或者血肌酐升高的患者，就要考虑有可能是肾前性的缺血性肾病。

第二大类，需和肾后性肾损害相鉴别。糖尿病患者会不同程度地合并神经性膀胱，一些年龄大的患者会合并无力性膀胱等，这些因素都会导致不同程度的尿潴留，久而久之，会导致不同程度的梗阻性肾病。这类患者以 GFR 下降为主要表现，不伴有蛋白尿或者是蛋白尿轻微升高。

第三大类，需与肾实质损害相鉴别。肾实质损害的疾病除了糖尿病肾病外，还有高血压肾病、慢性肾炎、肾病综合征以及其他继发性肾病，如狼疮肾病、紫癜肾等，这些都是临床上需要鉴别的常见疾病。

如果我们怀疑患者是肾前性的病变，可以借助影像学的检查 CT、MRI（核磁共振成像），必要的时候可以通过做造影来诊断。难以鉴别时也可行肾穿刺病理检查，当然并不是所有的鉴别诊断都需要做肾穿刺病理检查。

7.4.3　尿白蛋白在糖尿病肾病诊断中的意义

早在 20 世纪 80 年代，人们即在寻找预测 1 型和 2 型糖尿病患者肾脏病变发展的方法。研究发现，微量白蛋白尿是不能用传统的检测方法来进行检测的。诊断为糖尿病的患者微量白蛋白尿累积发生率随病程延长而升高，1 型糖尿病 7.3 年内发生率为 12.6%，18 年后发生率为 33%。2 型糖尿病 10 年后发生率为 25%；1 型糖尿病蛋白尿发病高峰期出现在诊断后 15 ～ 20 年，发生率高达 15% ～ 40%；2 型糖尿病患者蛋白尿发生率可变为 5% ～ 20%。

糖尿病肾病发生发展的主要危险因素包括遗传易感性、高血压、高血糖、高血脂、吸烟和不健康的生活方式。2 型糖尿病患者在刚诊断时即有 7% 存在微量白蛋白尿，所以 2 型糖尿病在诊断后就应每年进行微量白蛋白水平检测和肾功能检测；1 型糖尿病建议诊断 5 年后应每年筛查，但是 5 年内微量白蛋白尿发生率可以达到 18%，所以存在危险因素的 1 型糖尿病患者，也应密切进行蛋白尿筛查。有微量白蛋白尿的糖尿病患者，还应该全面了解是否存在糖尿病的并发症，特别是大血管疾病和视网膜病变。

UAER 是通过采集 24h 的尿液来测定微量白蛋白的含量。由于 UAER 具有较大的变异性，并且受到的影响因素较多，如 24h 内剧烈运动、发热、泌尿系统感染、心力衰竭、严重高血糖、酮症酸中毒、严重高血压、动脉粥样硬化及其他肾脏病等均会使测出的尿白蛋白较基础值高，故需要多次检测 UAER，在 3 ～ 6 个月内连续收集 3 次，如果其中 2 次均达到 20 ～ 200μg/min，才可认为 UAER 升高。必要时可做肾穿刺活检。

然而，糖尿病患者即使 UAER 在正常范围但处于较高水平时，发生心血管事件和肾病的风险也已经在逐渐增加。10 年随访数据表明，与 UAER 小于 10 μg/min 的糖尿病患者相比，UAER 大于 10 μg/min 的糖尿病患者患糖尿病肾病的风险高 28 倍。在 1 型糖尿病患者中也存在相似的情况，提示目前 UAER 的判定标准可能还需要降低。

不正常的 UAER 被认为是糖尿病肾病患者出现大量白蛋白尿，继而进展到肾病综合征的一个重要危险因素，在 6 ～ 14 年内大约 80% 的 UAER 不正常的 1 型糖尿病患者都进展到了大量白蛋白尿期。但值得注意的是，并不是所有 UAER 不正常的患者都会进展到大量白蛋白尿期，甚至有些患者 UAER 还有可能恢复到正常水平。研究发现，只有 30% ～ 45% 的 UAER 不正常患者在 10 年内会进展为蛋白尿。在更近的一些研究中发现，如果给予严格和有效的血压和血糖的控制措施，10 年内只有 30% ～ 45% 的患者从微量白蛋白尿进展到大量白蛋白尿。事实上，收缩压小于 115mmHg、TC 小于 0.51mmol/L、甘油三酯小于 5.03mmol/L 和糖化白蛋白小于 8% 都有可能使患者从中获益。

7.4.4 亚临床期糖尿病肾病的诊断

如果我们把出现微量白蛋白尿的升高作为临床糖尿病肾病的诊断依据，那么微量白蛋白尿出现前，我们可以借助其他现象或证据做出更早的诊断，也就是亚临床期的诊断。在临床上发现潜在的、可能会发展为糖尿病肾病的亚临床期患者，将会带给患者更大的、可逆的治疗机会。那么，哪些证据会帮助我们发现、识别亚临床期的糖尿病肾病患者呢？第一，肾小球长时间处于高滤过的糖尿病患者；第二，患者早期出现不同程度的血压变化，特别是血压节律的变化；第三，患者出现不同程度的视网膜病变；第四，患者出现阵发性运动性蛋白尿。以上迹象如果在同一个患者身上出现，我们就该高度警惕亚临床期糖尿病肾病。对于潜在的亚临床期糖尿病肾病患者，我们需要寻找比微量白蛋白尿灵敏度更高、特异度更强的新的生物标志物。这样的生物标志物不仅能够识别糖

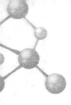

尿病肾损害的早期阶段，还可以判定预后，并且应具有快速检测、能够被推广应用的特点。

7.4.5 糖尿病肾病的早期诊断生物标志物进展

理想的生物标志物具备以下几个优势：①灵敏度和特异度都比较高。②简单易行，无创，费用不高。③能够反映疾病自身发病机制的本质特点。糖尿病肾病的早期诊断生物标志物进展包括以下几个方面。

7.4.5.1 蛋白类

免疫球蛋白：由于 IgG 几乎不被肾小球滤过，所以在正常人尿液中很难检测出它的含量。研究发现，它反映糖尿病导致的早期肾脏损害似乎比尿微量白蛋白更敏感，因为在尿微量白蛋白正常时，IgG 已经显著升高，并且其升高的程度与糖尿病肾脏损害程度有一致性。由于糖尿病肾病导致电荷屏障破坏而出现阴离子性蛋白尿，而 IgG4 带负电荷，所以 IgG4、IgG4 /IgG 之值可反映肾小球滤过膜电荷屏障的早期损害，其中 IgG4 /IgG 之值意义更大。IgM 是比 IgG 分子量更大的免疫球蛋白，所以尿液中如果出现 IgM，一般意味着肾小球滤过膜的三层屏障结构出现严重的损伤。目前已有研究表明，在糖尿病肾病患者的每个阶段，尿液 IgM 含量的增加与患者出现慢性肾衰竭和心血管事件的风险性呈显著正相关。血清和尿 $\beta 2-$ 微球蛋白的测定也有早期诊断价值。血清 $\beta 2-$ 微球蛋白反映糖尿病早期肾损害，而尿 $\beta 2-$ 微球蛋白反映糖尿病肾小管损害。视黄醇结合蛋白 4（RBP4）是一种低分子蛋白，相对分子质量为 21000，正常情况下 RBP4 排泄量甚微，当肾小球近曲小管受损时，RBP4 排泄量明显增加，有望作为早期糖尿病肾病的诊断指标。

7.4.5.2 尿足细胞及其相关生物标志物

当糖尿病患者肾小球受损时，足细胞脱离肾小球基底膜，所以早中期糖尿病肾病患者即能够在尿液里面检测出足细胞，而在其他原因引起的慢性肾功能不全的患者以及不伴白蛋白尿的糖尿病患者的尿液中并没

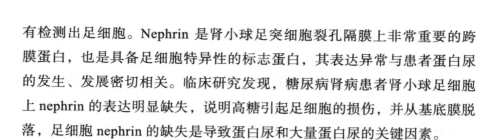

有检测出足细胞。Nephrin 是肾小球足突细胞裂孔隔膜上非常重要的跨膜蛋白，也是具备足细胞特异性的标志蛋白，其表达异常与患者蛋白尿的发生、发展密切相关。临床研究发现，糖尿病肾病患者肾小球足细胞上 nephrin 的表达明显缺失，说明高糖引起足细胞的损伤，并从基底膜脱落，足细胞 nephrin 的缺失是导致蛋白尿和大量蛋白尿的关键因素。

7.4.5.3 Ⅳ型胶原及尿 Smad1

Ⅳ型胶原是系膜基质扩张的重要组成物质，是构成基底膜骨架的主要胶原成分。研究发现，当糖尿病患者尿微量白蛋白尚在正常范围时，尿中Ⅳ型胶原含量已有明显升高，这表明尿Ⅳ型胶原为有用的糖尿病肾病早期标志物。Smad1 为Ⅳ型胶原合成的重要转录调节因子，可以上调Ⅳ型胶原的表达，因此 Smad1 在 DN 系膜基质扩张中起重要作用。已在 STZ 糖尿病大鼠模型和 db/db 小鼠模型中发现糖尿病早期尿 Smad1 升高与系膜基质扩张相关，Smad1 可能为 DN 肾脏形态学改变的早期预测因子。

7.4.5.4 尿液炎症标志物

流行病学调查显示，炎症参数可以很好地预测糖尿病肾病进展。比如，趋化因子（MCP-1），ICAM-1，酶类［环氧酶-2，一氧化氮合酶（NOS）］，炎症因子（VEGF，IL-1，TNF-α）等。正常生理情况下，炎症因子与抗炎因子处于平衡状态，而在糖尿病肾病的病理过程中，炎症因子介导的免疫反应在糖尿病肾病发展进程中起重要作用。尿液中的 IL-1、IL-6、IL-18 和 TNF-α 均可能出现不同程度的升高，且与糖尿病肾病进展的关系较为明确。

7.4.5.5 尿 N-乙酰-β-D-葡萄糖苷酶（NAG）和尿氨基葡聚糖（GAG）

糖尿病肾病并不仅是肾小球的病变，肾小管的损害可能早于肾小球的损害，因为在尚无尿微量白蛋白时，尿中已有多种肾小管蛋白的存在。尿 NAG 是一种特有的肾小管分泌的小分子酶类，是早期肾小管损伤的标志物，它的升高反映在尿白蛋白升高及肌酐清除率下降之前。所以常规检测尿 NAG 排泄可能为 DN 的早期诊断提供重要的价值。GAG 作为天然存在软骨、关节液以及胞外基质的重要成分，由于呈强负电荷，所以对维持肾小球基底膜通透性很重要。研究发现，糖尿病患者尿 GAG 排泄较正常对照组增加，其中 DN 患者尿 GAG 排泄较非 DN 的糖尿病患者也显著升高，因此尿 GAG 检测可能对于 DN 的早期诊断有一定意义。

7.5 糖尿病肾病治疗策略

由于糖尿病肾病患者机体存在复杂的代谢紊乱，其发病机制也错综复杂，临床表现并不局限于肾脏而呈全身性和系统性，治疗上比其他继发性肾脏疾病更加困难，所以糖尿病肾病缺乏有效的治疗手段，强调早期预防、早期诊断、早期治疗。改善糖尿病肾病预后的当务之急在于深入探索其发病机制，以期针对发病机制制定更为有效的防治策略，这是在全世界范围内肾脏病学界迫切需要解决的问题。危险因素的干预、生活方式的管理、实现最佳的糖代谢控制、降低蛋白尿、控制高血压和血脂紊乱等可以防治糖尿病肾病，延缓其进展。目前，大体上可将糖尿病肾病预防和治疗分为 3 个方面：危险因素的干预，对症治疗，病因治疗。

7.5.1 危险因素的干预

糖尿病肾病的危险因素非常多，目前已经公认的危险因素包括糖尿病的病程、遗传因素、代谢紊乱的因素（如高血糖、高血压、高血脂）、异常的血流动力学、不良的生活方式（如吸烟等）。在这些独立的危险因素中有些是可逆的，有些是不可干预的，如病程、遗传因素等，所以对于有肾病家族史的患者来说，随着糖尿病病程的延长，我们更应该及早积极干预可以改变的因素，如对于血糖、血压、血脂的控制，对异常的血液流变学、高血黏度的控制等。对于一般的独立危险因素的早期干预和控制方面，很多研究都证实了早期的血糖控制能够在很大程度上减

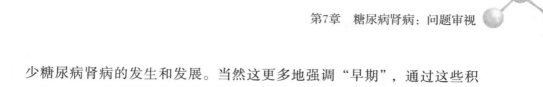

少糖尿病肾病的发生和发展。当然这更多地强调"早期"，通过这些积极有效的措施让糖尿病患者少得或晚得糖尿病肾病。这是一般的治疗。

7.5.2　对症治疗

对于对症治疗，临床上更多见的是对蛋白尿和血压升高的对症治疗，此外有些患者晚期会出现血肌酐异常、GFR下降。所以我们所说的对症主要是针对尿蛋白、血压、血肌酐升高的控制，维持GFR，其中重中之重是对尿蛋白的控制。患者一旦出现血肌酐的升高就可能会被转入肾病科或者进行更专科的治疗。临床上，内分泌科医生接触的大多数是早期伴有不同程度蛋白尿的患者，因此我们的任务之一就是帮助患者控制蛋白尿，避免蛋白尿进一步增加。

（1）蛋白尿的治疗是目前临床医生非常头疼的难题之一，有很多药物理论上对尿蛋白有很好的防治作用，但在临床应用过程中，特别是对大量蛋白尿期的作用却大打折扣，很难找到特别有效的药物。像现在公认的RAS阻断剂，包括ACEI、ARB，理论上做了很多研究，对蛋白尿有很好的治疗作用，但实际上，尤其是对大量蛋白尿的作用并没有像临床试验一样有效。因此，这些药物的应用有几个原则：早期、大量、长期应用。早期应用很难做到；由于药物价格的问题，长期应用也很难坚持；受到费用的限制且药物疗效比较温和，大量使用也很困难，所以这3个基本原则很多患者不能坚持，限制了这些药物对糖尿病肾病的治疗效果。

除了RAS阻断剂外，还有其他针对糖尿病肾病病理生理变化的药物治疗，如改变异常的血流动力学，通过应用扩血管的药物，如前列地尔和活血化瘀的中药，理论上对改变肾脏的异常血流动力学是有益的，对蛋白尿能够起到不同程度的治疗作用，但是对于大部分患者效果并不肯定。当然还包括其他类型的药物，如作用于激肽的药物（如胰激肽原酶），还有其他具有抗凝作用、稳定电荷屏障的药物（如舒洛地特）等，理论上它们对蛋白尿的治疗都是有效的，但是对于很多大量蛋白尿患者的疗效仍然欠佳。

最近肾科医生都在摸索应用副作用较小的免疫抑制剂，如雷公藤多苷等药物，它们对糖尿病患者并发蛋白尿特别是大量蛋白尿有一定疗效，而且经过临床长时间的观察未见明显副作用。但是强调小剂量应用，比治疗慢性肾炎、肾病综合征所需要的剂量相对要小。在患者的应用过程中，应该强调安全性：①对肝脏的损害。对于肝功能有问题的患者，我们在应用时需要慎重。②对性腺的损害。如果是年轻患者，药物会影响到性腺激素的水平，个别患者，尤其是男性患者使用之后会出现乳房胀感，女性会出现月经紊乱等副作用，虽然很少见，但是必须对患者交代清楚。③骨髓抑制。其突出表现为血小板减低，因此我们在使用的时候需要从小剂量开始，逐渐加量，同时注意复查患者血常规。

（2）糖尿病肾病患者常见的另一个伴随症状是血压升高。如果说降糖治疗对于糖尿病患者来说能够有效预防糖尿病肾病发生的话，那么血压治疗的作用更加重要。有很多证据都支持对血压的严格控制不仅有助于预防糖尿病肾病的发生，还能够明显减缓糖尿病肾病的发展。因此，一旦到了糖尿病肾病期尤其是到了血压升高的阶段，对于血压控制的重要性在很大程度上超过了对血糖的控制。

在控制血压的药物选择上，我们优先选择 RAS 阻断剂，此外对肾性高血压单靠 RAS 阻断剂的降压效果达不到对血压有效控制的要求，往往需联合使用 CCB，包括联合使用其他小剂量的利尿剂、β 受体阻滞剂，甚至 α 受体阻滞剂等，要求把这些患者的血压控制在相对稳定的范围之内。一般如果尿蛋白在 1g 以内，我们要求将血压控制在 130mmHg 左右；如果尿蛋白超过 1g，我们希望将平均血压水平进一步下降，大约维持在 125/75mmHg。当然，在降压的过程中，我们还要强调平稳降压，不能在短时间内将血压降得过快，否则会导致相对性的肾脏灌注不足，反而会造成肾前性的损伤。

（3）最后的对症治疗是改善肾功能，维持 GFR，或者是延缓 GFR 的下降。临床医生更多的判断依据是维持血肌酐不要过快升高，这是一个比控制尿蛋白更加棘手的问题。对血肌酐的控制大致是掌握以下几个原则：首先，尽可能减少肾毒性药物的使用。对于出现血肌酐升高、GFR下降的患者，在降糖药的选择上我们建议以胰岛素为主。当然，如果是轻度的肾功能下降，还可以选择经肾排泄较少的药物。除了降糖药的选择使用，其他对症治疗药物的选择，如非甾体类药物的使用都应受到限制。除了限制肾毒性药物的使用外，我们还可以结合使用一些中药，这时，中药在糖尿病肾病的对症治疗过程中的地位是西药所不可替代的。比如，具有泻下作用的中成药大黄制剂、尿毒清，具有吸附作用等的药物，甚至一些汤剂，对很多患者来说都是很好的选择。但需要注意的是，不能过分强调西医或中医的作用，在这个阶段应该把中西医的优势很好地结合起来，这样才能相辅相成，使肾病在长时间内维持在相对稳定的状态。以上是对症治疗的原则。

7.5.3 *病因治疗*

病因治疗也是让大家兴奋的治疗原则。实际上，任何一种疾病都强调病因治疗，但是对于糖尿病及其并发症，包括糖尿病肾病，目前我们还不知道发病机制，更谈不上病因治疗。我们所说的病因治疗是针对糖尿病肾病发生发展的病理生理异常改变所采取的一些干预措施。目前比较有希望的有 PKC 抑制剂、AGE 抑制剂等，理论上它们对糖尿病肾病发生发展的病理生理改变都有不同程度的改善作用，但实际上这些药物更多的是强调早期治疗，如果到了蛋白尿期，理论上这些药物对糖尿病肾病的病程就不会有太大的益处。而针对糖尿病肾病的关键致病途径或者某些共同分子信号途径，也是糖尿病肾病和心血管疾病的共同致病途径，有望给糖尿病肾病的防治带来新的进展，而 RhoA/Rho 激酶系统应该具备这样的特点。

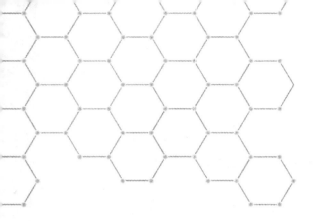

第 8 章 RhoA/Rho 激酶在慢性肾脏病中的研究

除了对系统血压的控制之外，调控肾小球血流量是慢性肾脏病治疗干预的重要靶点。肾脏微循环是一个自我调节的独特、复杂的系统，涉及 GFR 和肾血流量的调节。Rho 激酶抑制剂由于肾前及肾后系统中的血管扩张作用，可以改善肾小球血流量和 GFR，这在许多慢性肾脏病模型中有明显的有益作用。近年来，随着研究的深入，人们发现 RhoA/Rho 激酶通路在心肾组织重构性疾病中的作用更多的是非血流动力学机制。由于炎性细胞的迁移、浸润、增殖，系膜基质增生，氧化应激，肾脏固有细胞的转分化等病理过程是慢性肾病的重要发病机制，而 RhoA/Rho 激酶系统恰好在细胞黏附、迁移、增殖和转分化中发挥关键作用。许多体内和体外实验研究均证实 Rho 激酶参与了多种慢性肾脏疾病肾损伤的病理过程。

8.1 肾切除和 UUO 模型

UUO 模型通过多种分子机制导致细胞外基质的过度沉积和肾纤维化，这一点已得到充分证实。例如，抑制 Rho 激酶活性可明显改善 UUO 模型大鼠中的肾间质纤维化病变程度；用 Y-27632 溶菌酶结合体可有效抑制肾缺血再灌注肾损伤模型的炎症与纤维化形成；利用 5/6 肾切除的大鼠来研究 RhoA/Rho 激酶通路的作用，结果发现 Rho 激酶抑制剂法舒地尔治疗没有使血压降低，却减少了蛋白尿排泄，改善了肾小球和肾小管间质损伤，减少了细胞增生和肾组织巨噬细胞浸润。由此提示，RhoA/Rho 激酶通路参与了高血压肾小球硬化的进展，抑制 Rho 激酶具有非血流动力学的肾保护作用。采用 T 亚型 CCB 阻止 5/6 肾切除动物模型肾小管上皮细胞转分化和肾间质纤维化可能是通过下调 Rho 激酶活性实现的。Y-27632 在大鼠 UUO 模型中减轻了小管间质纤维化，而血压无明显变化，说明 Rho 激酶参与了输尿管梗阻动物肾脏的损伤。Y-27632 抑制输尿管梗阻动物模型大鼠肾间质纤维化的作用很可能与其抑制早期巨噬细胞等炎性细胞浸润、抑制成纤维细胞和中性粒细胞的趋化性有关。

在一项运用 Rho 激酶抑制剂和 ACE 抑制剂联合治疗 UUO 诱导的肾纤维化模型的研究中发现，联合治疗比每种单一治疗都更大限度地抑制肾纤维化区域，这表明在该模型中，联合治疗可能对减少肾肌成纤维细胞分化更有效。TGF-β 能启动肾小管上皮细胞向成肌纤维细胞的转变，而法舒地尔或联合治疗比单一治疗能更有效地抑制巨噬细胞/单核细胞的浸润，从而抑制 TGB/胶原基因的表达。氧化应激可增强 TGF-β/胶原级联反应和肾脏纤维化程度。与假手术组相比，UUO 肾中 NADPH 氧化酶亚基，如 p47phox、p40phox、p67phox、p22phox 和 gp9lphox 的 mRNA 表达增加，Rho 激酶抑制剂或 ACE 抑制剂单药治疗并未减弱 NADPH 氧化酶亚基的阳性区域或 mRNA 表达水平，只有 Rho 激酶抑制剂和 ACE 抑制剂联合使用才能显著降低阳性面积以及 MCP-1、mRNA 的表达与单核/巨噬细胞的浸润。

8.2 免疫介导肾炎模型

足突缺失是许多免疫介导肾小球肾炎的特点。足突的缺失是细胞骨

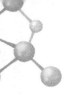

架的排列导致裂隙膜蛋白从肾小球滤过屏障向细胞体的重新分布，如局灶节段性肾小球硬化或膜性肾小球肾炎，被认为是由受损足细胞的细胞骨架重排引起的。然而，我们对导致这种严重形态和功能变化的信号机制知之甚少，预防或治疗足细胞足突回缩的特异性疗法也尚未建立。Rho激酶介导的细胞骨架排列的证据已被发现在含有肌动蛋白/微管组织的细胞骨架的细胞中普遍存在。一定的细胞类型，如脑神经元或肾小球足细胞，依赖于Rho激酶活性来实现适当的功能和形态。然而，在细胞应激条件下，Rho激酶的进一步激活会导致细胞骨架重排、应激纤维形成，并导致细胞完整性和功能的丧失。

一项研究使用了一种新的免疫介导足细胞损伤的实验模型，即抗足细胞肾炎小鼠模型（APN）。在该模型中，足细胞被抗足细胞血清直接靶向，从而导致大量蛋白尿。该模型的好处是足细胞被上皮下免疫复合物沉积的局部炎症所靶向，而不是被嘌呤霉素诱导的足细胞损伤的化学攻击所靶向。足细胞损伤的特征是足细胞肥大，足细胞足突消失，细胞膜蛋白内化导致小鼠肾病综合征。该研究使用了Rho激酶抑制剂法舒地尔抑制体内Rho激酶活性。用多克隆抗足细胞抗体靶向处理足细胞，在第10天左右引起大量蛋白尿。

该研究探讨了抑制Rho激酶是否可以防止足细胞的破坏。C57/BL6小鼠接受抗足细胞血清，每天用Rho激酶抑制剂法舒地尔（5mg/kg）治疗。免疫印迹分析表明，抗足细胞血清处理的小鼠肾小球中Rho激酶被激活，并且可以被法舒地尔阻止。通过对磷酸化Rho激酶底物进行免疫染色，在APN小鼠中，Rho激酶活性的增加定位于足细胞，Rho激酶抑制显著减少肾小球足细胞损失。在Rho激酶抑制剂处理的APN小鼠中，尽管免疫复合物沉积量相似，但周期性酸染色显示足细胞肥大较少。电子显微镜分析显示，经过法舒地尔处理的小鼠与未经处理的APN小鼠相比，足突消失明显减少。Rho激酶抑制剂阻止足细胞裂隙膜蛋白nephrin和突触足蛋白的内化。在功能上，Rho激酶抑制剂显著降低蛋白尿，而不影响血压。在膜性肾病患者的人肾活检中，足细胞中的 Rho 激酶同样被激活。这些数据表明，足细胞中 Rho 激酶活性的增加可能是导致足细胞足突缺失的机制，因此 Rho 激酶在小鼠足细胞肌动蛋白细胞骨架中起着核心作用。

总之，这些数据总结了免疫介导的肾小球损伤后，足细胞中 Rho 激酶活性增加，证明足细胞破坏被 Rho 激酶抑制剂所抑制，表明 Rho 激酶激活在免疫复合物介导的肾小球疾病中对足细胞消失至关重要。

8.3　糖尿病肾病模型

由肾脏中的糖尿病环境触发的 RhoA/Rho 激酶大量病理生理信号和相应的分子代表了糖尿病肾脏保护治疗的有希望的靶点。RhoA/Rho 激酶通路暴露于高糖环境时被激活，有助于细胞生长、促纤维化 / 促硬化信号传导，并能增强细胞外基质的产生，这在一些体外和体内实验中都得到了证实。

8.3.1　有关 Rho 激酶在糖尿病肾病中的体内体外实验

采用无活性 RhoA 突变体或靶向 RhoA 的 siRNA（小干扰 RNA）转染肾小球系膜细胞可以减少系膜基质的扩张、减少胶原的生成，并且葡萄糖和 Ang Ⅱ 诱导的 RhoA/Rho 激酶信号可能存在协同作用。用高糖培养肾小球系膜细胞，在细胞中加入他汀类药物之后，观察其对肾小球系膜细胞代谢的影响，发现高糖可诱导系膜细胞内小 G 蛋白 RhoA/Rho 激酶激活，此后接连有相关实验发现，高糖可刺激体外培养的血管平滑肌细胞、内皮细胞 RhoA / Rho 激酶信号通路活化。

在糖尿病动物模型中，发现 RhoA/Rho 激酶活性增加。Rho 激酶激活时从细胞质转位至细胞膜，STZ 糖尿病鼠肾皮质细胞膜 Rho 激酶增加了 1.8 倍，表明 Rho 激酶激活。用法舒地尔（10mg/kg）治疗 STZ 鼠 30 天后，发现其对血糖无影响，却降低蛋白尿和 8-OHdG 的水平，以及

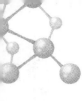
TGF-β 和 NOX4 的 mRNA 表达。

在 STZ 糖尿病大鼠中给予 4 周的法舒地尔或氟伐他汀后，肾脏致硬化因子和 NOX4 的表达减少，微量蛋白尿也减少。用法舒地尔（30 mg/kg 体重）治疗 STZ 糖尿病大鼠 6.5 个月后，结果发现，不仅仅系膜基质积聚和肾小球纤连蛋白表达减少，电子显微镜分析还显示，足细胞足突的有效恢复。该研究发现法舒地尔的保护作用与 ACE 抑制剂依那普利相当。为了评估 Rho 激酶抑制剂是否在 1 型糖尿病肾病中晚期具有保护作用，在糖尿病肾病鼠早期开始给予法舒地尔治疗 18 周，结果发现，法舒地尔减轻尿蛋白、肾小球硬化和肾小管间质纤维化的发展，防止 GFR 降低，并降低了肾 TGF-β、CTGF 和细胞外基质蛋白的表达，并且导致 nephrin mRNA 和蛋白质表达的显著上调。与急性给药不同，法舒地尔的慢性治疗对血压没有影响。在未经治疗的糖尿病肾病 12 周后开始给予法舒地尔干预，可以抑制糖尿病肾小球病变，但对肾小管间质纤维化没有显著影响，并且缺乏降蛋白尿的功效。

8.3.2　有关 Rho 激酶在糖尿病肾病中的机制研究

许多研究探讨了糖尿病诱导的 RhoA/Rho 激酶激活对肾脏的影响以及 Rho 激酶抑制剂在实验性糖尿病肾病中的作用。对 1 型和 2 型糖尿病模型的研究表明，Rho 激酶抑制剂在糖尿病肾病中具有与血压无关的肾保护作用。其潜在机制包括减轻糖尿病诱导的致肾脏硬化因子和细胞外基质表达的增加、抗氧化作用和线粒体功能的保护，从而延缓肾小球硬化和间质纤维化的发展。研究还表明，Rho 激酶抑制剂的抗蛋白尿作用可能与降低肾小球屏障通透性有关，对足细胞的有益作用也可能涉及肾小球血液动力学机制。

除了高糖导致 Rho 激酶的活化之外，RhoA/Rho 激酶还受到糖尿病环境中其他成分的刺激，如肾小球毛细血管和肾脏固有细胞中的 AGE、氨基己糖途径、ROS 和氧化的低密度脂蛋白（LDL），以及与糖尿病病

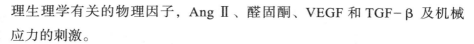

理生理学有关的物理因子，Ang Ⅱ、醛固酮、VEGF 和 TGF-β 及机械应力的刺激。

　　首先，RhoA/Rho 激酶在糖尿病肾脏血液动力学变化中也发挥作用。对 STZ 糖尿病大鼠和非糖尿病对照动物给予 Rho 激酶抑制剂的急性影响。Rho 激酶的抑制降低了非糖尿病和糖尿病大鼠的血压。与对血压的影响相反，仅在糖尿病动物中观察到肾脏对 Rho 激酶抑制剂的血液动力学反应，其特征是肾血管舒张和滤过分数降低，GFR 无变化。与非糖尿病患者相比，肾血管对 Rho 激酶抑制剂的反应增强表明肾血流动力学对糖尿病患者 RhoA/Rho 激酶的依赖性更强，这与糖尿病肾脏中 RhoA/Rho 激酶被激活的证据一致。RhoA/Rho 激酶在糖尿病大鼠中诱导的肾血流动力学模式表明，该激酶系统不仅对入球动脉有作用，对出球动脉也具有重要的作用。因此，对 Rho 激酶抑制剂的反应表明 RhoA/Rho 激酶通路对糖尿病肾脏血液动力学变化的贡献，以及 Rho 激酶抑制剂通过可能的血液动力学变化保护肾脏的机制。

　　除了 RhoA/Rho 激酶在糖尿病肾脏血液动力学中的作用，有研究探讨了 Rho 激酶对足细胞的影响是否加速了糖尿病肾病进程。他们采用足细胞特异性 ROCK1 敲除的糖尿病小鼠作为研究对象，发现糖尿病环境中的 ROCK1 激活导致足细胞和肾小球内皮细胞中的线粒体功能的明显障碍，并与 ROS 产生增强和足细胞凋亡有关。线粒体产生 ROS 已被确定为糖尿病微血管并发症发病机制的一般机制之一。

　　其次，RhoA/Rho 激酶与 mRNA 有重要的相互作用，特别是在控制肾脏促纤维化信号传导的过程中发生作用。作为 RhoA 的内源性负性调控因子—侧支发芽因子同源物 1（Spry1）重组蛋白的表达受 miR-29c 的控制。用 miR-29c 反义核苷酸处理糖尿病鼠可以减少白蛋白尿和系膜细胞外基质积聚，其机制部分是通过抑制 Rho 激酶活性实现的。糖尿病肾损伤的主要驱动因素 TGF-β 也调节肾脏细胞中某些 miRNA 家族的表达，如 miR-200，miR-192，miR-215 或 miR-216，然后调节糖尿病肾脏中 TGF-β 依赖性基因的表达和细胞外基质蛋白的产生。miR-29 家族可以作为 TGF-β 诱导的负调控因子抑制肾脏胶原合成与纤维化。研究发现，在糖尿病大鼠肾小管间质纤维化模型中，miR-29 水平降低，给予法舒地尔治疗可恢复肾 miR-29 水平，同时改善了糖尿病鼠肾脏病理变化。

对 STZ 糖尿病大鼠的一些研究表明，Rho 激酶抑制剂能够预防足突消失上调 nephrin 表达，改善线粒体功能障碍和细胞凋亡。细胞骨架是足细胞完整性的关键因素之一，细胞骨架的紊乱导致足细胞足突消失。这是在许多蛋白尿性肾小球病中观察到的一种结构特征。因此，作为细胞骨架的调节因子，RhoA/Rho 激酶途径对维持足细胞的形状和功能很重要。突触足蛋白是一种对足细胞骨架完整性至关重要的蛋白。RhoA 与突触足蛋白有关，突触足蛋白保护 RhoA 免于泛素化。将过表达无活性 RhoA 的转基因小鼠与表达组成型活性 RhoA 转基因小鼠进行比较，这两种模型都产生了蛋白尿和足突消失，这些效应的机制不同。活性 RhoA 增强了肌动蛋白聚合，导致 nephrin 减少，并促进足细胞凋亡；显性失活 RhoA 引起足细胞应力纤维的消失，但不改变 nephrin 和 RhoA 的表达，也不引起足细胞凋亡。这些研究结果表明，RhoA 在生理条件下对维持足细胞的完整性至关重要，其激活或抑制可促进足细胞损伤。因此，关于 Rho 激酶抑制剂对足细胞的作用仍然存在争议。有学者认为，正常的 RhoA/Rho 激酶的活性和信号传导可能是逆转或治愈足细胞消失的关键。解决这种争议的关键在于研究 Rho 激酶抑制剂对于糖尿病肾脏的有益作用是否确定以及具体的机制。有学者认为，Rho 激酶抑制剂研究的有益作用可能并不是对足细胞直接的保护作用，而是间接的影响，如对肾小球血流动力学的影响或抑制 Ang Ⅱ 等的表达。

8.4　高血压和高血压肾损害模型

高血压的特征是动脉压增高导致外周血管阻力增加，这可归因于血管平滑肌细胞收缩力增强和动脉壁重塑。RhoA/Rho 激酶通路的改变是高血压状态下的上游事件。参与其中的上游信号分子是 Ang Ⅱ 及其受体 1 型（AT1）。因为在实验性高血压的不同模型中，AT1 受体的特异性阻断能够阻止 RhoA/Rho 激酶活性的上调。RhoA/Rho 激酶通路活性的增加被认为在高血压的发展和维持中起着重要作用。Rho 激酶一方面通过调节血管平滑肌细胞的收缩而影响血压，另一方面通过对肌动蛋白动力学多方面的作用而影响血管平滑肌细胞的增殖和迁移。Profilin1 被证明是 Rho 激酶靶点，是最早确定的肌动蛋白结合蛋白之一。研究发现，Profilin1 在小鼠血管中的过度表达，伴随着 ROCK2 表达的增加，诱导了应力纤维形成和血管平滑肌肥大。因此，从长远来看，诱导肌动蛋白细胞骨架的变化可以直接影响血管平滑肌细胞的收缩性，许多伴随高血压的心血管疾病（如动脉粥样硬化）的发病过程也与 RhoA/Rho 激酶活性的变化有关。

来自内皮的一氧化氮（NO）是一种有效的血管舒张剂。NO 扩散到血管平滑肌细胞后，激活可溶性鸟苷酸环化酶，从而刺激环 GMP（cGMP）的形成和 CGMP 依赖性蛋白激酶（CGK）的激活，NO/CGK 信号级联反应诱导随后的血管舒张。受损的内皮细胞功能和 NO 生成减少与高血压的病因有关。有令人信服的证据表明，NO 和 RhoA/Rho 激酶信号之间存在广泛的相互影响。NO/CGK 途径导致 RhoA/ROCK 信号传导的抑制。NO 供体硝普钠能够抑制苯肾上腺素诱导的 RhoA 从胞质部分转移到大鼠主动脉膜，使 Rho 激酶失活。此外，NO 介导的血管舒张已被证明部分是由大鼠主动脉中的 RhoA/Rho 激酶信号的失活介导的。另外，RhoA/Rho 激酶途径对 NO 信号同样会产生影响。HMG−CoA 还原酶抑制剂（他汀类药物）对 RhoA 活性有抑制作用，如氟伐他汀上调 NOS 表达，并导致 NO 产生增加和血管收缩性降低。用法舒地尔阻断 Rho 激酶功能也会导致 NO 产生增加。Rho 激酶影响 NO 生成的机制是通过对 eNOS mRNA 的调节实现的。

事实上，用降压剂量的法舒地尔长期阻断 Rho 激酶，可以抑制自发性高血压和 Ang Ⅱ 处理的高血压大鼠冠状动脉的内侧肥大和血管周围纤维化。Y-27632 已被证明在从 Ang Ⅱ 诱导的高血压模型中，对于舒张压的控制更为有效，这表明舒张压对 Rho 激酶的敏感性增加。在实验性高血压的各种动物模型中，RhoA/Rho 激酶的作用都已被证明。短期给予 Rho 激酶抑制剂 Y-27632 可以减轻肾性高血压、醛固酮诱导高血压、乙酸脱氧皮质酮盐诱导大鼠的高血压以及完全切除肾大鼠的自发性高血压的肾小球硬化和肾小球损伤。此外，出生后 4 周之前无高血压，而在 4 ～ 6 周无任何应激的情况下，自发形成高血压的鼠，肾脏 Rho 激酶活性已显著升高，同样证实了 RhoA/Rho 激酶通路参与了高血压的发生。

在自发性高血压大鼠不全切除模型的肾组织中 Rho 激酶活性增强，法舒地尔治疗后 Rho 激酶活性降低，肾小球和肾小管损伤指数明显改善。在 Dahl 盐敏感高血压大鼠的肾脏损伤中，Rho 激酶通过 TGF-β 依赖的机制参与介导肾脏纤维化。TGF-β 和胶原表达增加与 Rho 激酶基因表达增加有关，法舒地尔在没有降低血压的情况下减少了 TGF-β 及胶原的表达，并且改善了肾脏损伤的情况。

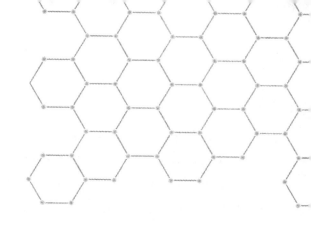

第 9 章　RhoA/Rho 激酶在高糖状态下的作用机制

前文已经分析了糖尿病肾病发病机制的研究现状，以及 RhoA/Rho 激酶在慢性肾脏病包括糖尿病肾病中的影响。RhoA/Rho 激酶系统与糖尿病肾病发病过程中的经典信号通路有着千丝万缕的联系，并且 RhoA/Rho 激酶系统在糖尿病肾病发病过程中的炎症和非炎症机制中都起着重要的作用，尤其考虑到 Rho 激酶信号在肾损伤和其他微血管和大血管并发症的各个病理方面都很重要时，有理由推测阻断 Rho 激酶信号可能对改善糖尿病患者的生活质量具有一定的价值。

近年来，RhoA/Rho 激酶系统在高糖状态下的分子作用机制研究取得了迅猛发展，以下是对 RhoA/Rho 激酶在高糖状态下作用机制的简要总结。

9.1　RhoA/Rho 激酶与 AGE

多项研究发现 RhoA/Rho 激酶通路影响 AGE 诱导的肾小球固有细胞的黏附和炎症，因为 RhoA/Rho 激酶通路在调节细胞迁移中发挥作用。

AGE 的病理生理学可以解释在糖尿病相关并发症中观察到的许多变化。AGE 引发的具体病理过程和途径主要依赖巨噬细胞对内皮细胞的黏附和迁移来实现，这个过程分为 4 个步骤：趋化、黏附、转化和穿梭。这些生物学行为需要黏附分子和趋化因子。内皮细胞在黏附和迁移中起着关键作用。ICAM-1 和趋化因子 MCP-1 对细胞黏附、增殖和炎症细胞浸润有显著影响。ICAM-1 从毛细血管床向组织的跨内皮迁移领先于炎症细胞。这是因为 MCP-1 使滚动单核细胞迅速牢固地黏附在单层细胞上，并在单核细胞募集中发挥作用。

研究发现，AGE 可以上调人脐静脉内皮细胞（HUVECs）中 VCAM-1mRNA 的水平，可以刺激系膜细胞中 MCP-1 的表达，并与 DN 早期系膜区的单核细胞浸润有关。AGE 可以活化 RhoA，激活的 RhoA 与 RAGE 形成复合物，导致细胞收缩、肌动蛋白重组和跨内皮高渗透性。这些均可被 Y-27632 和抗 RAGE 抗体抑制。用 AGES（80mg/mL）体外培养大鼠肾小球内皮细胞（RGES），Rho 激酶抑制剂 Y-27632（10nmol/L）和 ROCK1-siRNA 用于抑制 Rho 激酶；db/db 小鼠被用作糖尿病模型，并通过腹膜内注射法舒地尔（10mg/k/d，$n=6$）12 周。结果发现 AGE 增加了肾小球内皮细胞中 ICAM-1 和 MCP-1 的表达，Y-27632 抑制了黏附分子的释放，改善了巨噬细胞向内皮的转移。在用法舒地尔处理的 db/db 小鼠中观察到肾小球中黏附分子的表达减少和炎症细胞浸润的改善，因此，RhoA/Rho 激酶通路在 AGE 诱导的肾小球内皮细胞中的粘附分子表达和炎症细胞浸润中发挥作用。

9.2 高糖状态 RhoA/Rho 激酶与免疫炎症反应

前文研究表明，在 AGE 诱导肾小球固有细胞黏附分子表达和炎症细胞浸润的过程中，RhoA/Rho 激酶通路发挥重要作用。肾脏免疫炎症反应，除了 ICAM-1 和 MCP-1 的分泌，TNF-α 也是强烈的促炎因子，在各种炎症疾病中起着关键作用。TNF-α 通过激活不同的信号级联具有多效性作用，如细胞增殖、分化、迁移和凋亡。TNF-α 主要由单核细胞、巨噬细胞和中性粒细胞产生。它有 2 种异构体，分子量为 26-kDα 的膜结合形式的 TNF（mTNF）和 17-kDα 的可溶性形式的 TNF（sTNF）。TNF-α 受体 1 和 TNF-α 受体 2（TNFR1 和 TNFR2）的激活启动了促炎途径，导致 NF-κB 的激活。mTNF-α 的活性和 ICAM-1 的表达是 TNFR1 特异性的，TNFR2 的细胞外部分捕获 TNF-α 并将其传递给 TNFR1，从而增强对 TNF-α 的反应。TNFR1 信号激活经典的 NF-κB 途径，而 TNFR2 信号激活替代的 NF-κB 途径。糖尿病患者的高糖、AGE 刺激单核细胞 / 巨噬细胞 sTNF-α 的释放，导致糖尿病微血管病变患者血清 sTNF-α 浓度升高，中性粒细胞上的 mTNF-α 水平也升高。

　　TNF-α 迅速激活中性粒细胞中的 Rho 激酶信号通路，通过肌动蛋白聚合诱导应力纤维的形成，并通过释放细胞质中的储存囊泡增加中性粒细胞表面整合素 CD18 和 CD11b 的表达。在体内，CD18 和 CD11b 介导白细胞黏附到糖尿病患者微血管（如糖尿病视网膜血管）上，RhoA/Rho 激酶信号与 ICAM-1 聚集有关，ICAM-1 簇继而形成白细胞整合素的锚定结构。RhoA/Rho 激酶活化后促进肌球蛋白调节轻链磷酸化介导的组装，促进整合素的更高亲和力状态，导致白细胞牢固黏附于微血管。RhoA/Rho 激酶参与中性粒细胞的细胞骨架重组。细胞骨架肌动蛋白丝和微管可以调节中性粒细胞表面整合素 CD18 和 CD11b 的表达。TNF-α 诱导的 CD18/CD11b 的快速外化是通过细胞骨架重组、肌动蛋白聚合和应力纤维形成介导的，这个过程被法舒地尔显著逆转。法舒地尔还能够抑制 TNF 诱导的 ICAM-1 的表达或 eNOS 磷酸化（Serl 177）的激活。因此高糖状态下 Rho 激酶通路在 TNF-α 介导的免疫抑制反应中起着关键作用。

9.3　高糖状态 RhoA/Rho 激酶与氧化应激

高血糖通过多种途径损伤肾脏，如非酶糖基化产物的生成，PKC 和

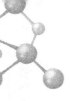

多元醇通路的激活等，氧化应激是这些途径的共同通路。氧化应激产生大量的 ROS，ROS 与 RhoA/Rho 激酶之间有双向作用。一方面，ROS 通过激活 P190 Rho-GAP 来抑制 RhoA 的活化，其具体机制涉及 ROS 抑制低分子量酪氨酸磷酸酶（LMW-PTP），导致酪氨酸磷酸化和 P190 Rho-GAP 的激活。另一方面，低至 1μm 的过氧化氢能够诱导 RhoA 的 Tyr42 磷酸化和 Cys16/Cys20 的氧化，从而激活 RhoA。所以 RhoA 的活化受细胞氧化还原状态的调节，其具体分子机制还不清楚。

高血糖引起 ROS 生成增加，ROS 激活 iNOS 的活性，从而生成过量的 NO。NO 既具有扩张血管的作用，又是一种强大的自由基，过多的 NO 可与超氧阴离子快速结合后生成过氧亚硝酸阴离子（ONOO-），ONOO- 较超氧阴离子更具氧化性。采用 Y-27632 抑制 Rho 激酶活性可以降低糖尿病大鼠心肌细胞 iNOS 的表达。在高糖状态下的心肌细胞感染显性负性 RhoA 突变体之后，也会显著降低 iNOS 的表达。在糖尿病和非糖尿病条件下，RhoA 抑制对 iNOS 存在着相反作用。在非糖尿病条件下，RhoA 的激活抑制了 iNOS 的产生，而在糖尿病条件下，RhoA 的激活能够上调 iNOS，可能是高糖状态下诱导的正反馈回路使后者的机制凌驾于前者，导致抑制 iNOS 表达的净值减少。所以，可以推测只有在高糖条件下，抑制 Rho 激酶活性才能增加 iNOS 的主要转录因子 NF-κB 的转录活性。RhoA/Rho 激酶引起的氧化应激既与 NF-κB 的激活有关，也与 iNOS 的表达升高有关。

高血糖状态下的 RhoA/Rho 激酶和 PKC 途径之间同样存在联系。抑制 iNOS 不仅降低了糖尿病大鼠心脏中 RhoA/Rho 激酶的表达，而且改善了心脏功能，这意味着糖尿病诱导的 PKCβ2 的激活，可能是通过诱导 iNOS 后促进 RhoA/Rho 激酶活性的上调，推测 RhoA/Rho 激酶途径和 PKCβ2 之间的相互作用是以正反馈回路的形式存在的，并且需要完整的肌动蛋白细胞骨架来维持正反馈回路及其 ROS 的产生。RhoA/Rho 激酶通路是众所周知的肌动蛋白细胞骨架的调节因子，由于 RhoA/Rho 激酶的激活，糖尿病大鼠心肌细胞的肌动蛋白聚合增加。肌动蛋白细胞骨架在 PKCβ2 激活中起重要作用，在不同的细胞类型中 PKCβ2 与肌动蛋白细胞骨架相关。PKCβ2（而非 PKCβ1）与 F- 肌动蛋白结合，从而增强其自身磷酸化和活化。完整的肌动蛋白细胞骨架对于 PKCβ2 在活化时易位到星形胶质细胞的质膜是必不可少的。因此，细胞松弛素 D 会干扰 RhoA 和 PKCβ2 的激活。在高糖条件下或糖尿病体内，Rho 激酶被报道为 PKC 的上游或下游。RhoA/Rho 激酶和 PKCβ2 形成了正反馈循环。蛋白激酶加强的 CPI-17 是磷酸化依赖的 MLCP 抑制蛋白，尽管高糖诱导培养的血管平滑肌细胞中的 CPI-17 磷酸化能够通过短期 RhoA 或 Rho 激酶抑制 30min 而消除，然而，如果 PKC 抑制剂治疗延长 48h，高糖诱导的 CPI-17 磷酸化减弱，这与 RhoA/Rho 激酶活性降低有关。这些结果与正反馈回路一致，因为 PKCβ2 短时间内没有激活 RhoA 和 ROCK，直到 iNOS 和 RhoA 表达增加，这一过程可能需要数 h 才能发生。另外，Rho 激酶抑制对 PKCβ2 磷酸化和易位的影响在 30min 内发生的速度要快得多。

9.4　高糖状态 RhoA/Rho 激酶与细胞因子的关系

从众多研究中，我们发现了 Rho 激酶与糖尿病血管并发症之间的密切联系，Rho 激酶可以确定为微血管疾病的重要分子，因为在与糖尿病相关的各种组织和细胞中都能检测到升高的 Rho 激酶活性，包括肾皮质、视网膜、神经元和内皮细胞。我们在 6.3 节中已经阐述糖尿病肾病的发生机制与高血糖刺激肾组织产生大量细胞因子有关。高糖刺激系膜细胞内 RhoA 信号通路激活后上调多种基因表达，包括细胞外基质如 I、Ⅲ型胶原和纤维连接蛋白等、细胞因子（如 VEGF1、NF-κB、NADPH 氧化酶）等。激活的 RhoA / Rho 激酶上调 AP-1、VEGF 等，抑制抗病基因如 eNOS。血小板源性生长因子（Platelet-Derived Growth Factor,

PDGF）也在高糖激活 RhoA / Rho 激酶的机制中发挥了关键作用。因为给予 PDGF 受体抑制剂处理肾小球系膜细胞时，高糖不能使 RhoA / Rho 激酶活化。

在高糖条件下，通过与胰岛素抵抗相关的细胞因子，如 TNF-α、IL-1β 和 Ang Ⅱ 激活 Rho 激酶，或者通过 TGF-β 触发 Rho 激酶的活性。RhoA/Rho 活性增加与血管炎症的发生、细胞外基质的形成、血管生成和细胞凋亡有关，这些都与糖尿病血管病的发病机制有关。为了了解 Rho 激酶在糖尿病肾病中发挥的炎症作用，必须深入了解 Rho 激酶在高糖状态下对趋化因子的作用。炎性因子 TNF-α，以 Rho 激酶依赖的方式诱导糖尿病肾系膜中 MCP 和 M-CSF 的表达，而用 Rho 激酶抑制剂处理的 db/db 小鼠肾小球中的巨噬细胞积聚减弱。从机制上讲，Rho 激酶及其下游靶点 p38MAPK 介导 NF-κB 的核摄取，在糖尿病实验模型的肾脏中检测到 NF-κB 水平升高，激活肾小球和肾小管细胞的炎症反应。NF-κB 的靶点包括黏附分子和细胞因子（如 IL-6、TNF-α），它们都驱动氧化应激和糖尿病肾病的发展。Rho 激酶和 NF-κB 之间的机制联系已在其他肾损伤模型和其他细胞类型中得到证实。例如，在其他模型中已经证实凝血酶和溶血磷脂酸以 Rho 激酶依赖的方式激活内皮 NF-κB。在生理环境下，NF-κB 被 IκBα 隔离在细胞质中。通过磷酸化，IκBα 被泛素化并以蛋白酶体依赖的方式降解。随后，核糖核酸酶 B 识别 NF-κB 并将其引导到核孔复合体中进行核摄取。因此，可以合理地得出结论，Rho 激酶是体内和体外肾脏炎症的关键决定因素。

高糖状态下，RhoA/Rho 激酶通常被激活的机制，可能与胰岛素调节血糖代谢和细胞内葡萄糖代谢调节的某个途径有关。胰岛素抵抗主要与 IRS 丝氨酸异常磷酸化有关，而 RhoA/Rho 激酶与胰岛素受体底物 1（IRS-1）具有非常密切的关系。Rho 激酶活化后能够磷酸化 IRS-1 的丝氨酸残基，从而抑制了胰岛素受体后的信号途径，参与了糖尿病胰岛素抵抗的发病机制。

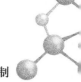

9.5　高糖状态 Rho 激酶介导肾小球硬化

在高糖环境中，肾组织中的许多细胞类型受损。传统上，糖尿病肾病最显著的形态学异常是肾小球系膜扩张引起的结节性肾小球硬化。在稳态条件下，系膜细胞的基本功能是调节肾小球滤过和毛细血管的结构支持。在对损伤的反应中，系膜细胞呈现不同的表型，其特征是细胞外基质成分，如纤连蛋白、Ⅳ型胶原和层粘连蛋白的过量产生。虽然这种反应可能是适应性的，但过度的反应可能会导致肾小球硬化症的发展。对 STZ 诱导的 1 型糖尿病大鼠给予小剂量 ROCK 抑制剂时发现，ROCK 抑制剂不仅可以预防蛋白尿，还可以减轻系膜扩张和纤维介质的过度产生，对 2 型糖尿病 db/db 小鼠的进行性肾小球硬化也很有效。这些有益的肾脏结果独立于血糖控制；然而，当高剂量（100mg/kg）给药时，ROCK 抑制剂治疗可以改善血糖血压等代谢参数。Rho 激酶抑制剂肾脏保护作用的一个重要机制是调节缺氧诱导的炎。肾脏缺氧与多种肾脏疾病，包括糖尿病肾病的发生和恶化有关，HIF-1 是一种由氧敏感的 α -亚基和 β - 亚基组成的转录因子，是氧稳态的关键介质。在糖尿病肾病动物模型和糖尿病肾病患者中，HIF-1α 在肾小球系膜细胞中的表达是明显升高的。在系膜中，葡萄糖引发 HIF-1α 的表达，HIF-1α 最终激活众多下游纤维化因子，如 CTGF 和 PAI-1。在糖尿病肾病的实验模型中，这些因子均参与肾小球纤维化。Rho 激酶的抑制通过下调 HIF-1α，在不影响代谢因素（如体重、血糖水平和血压）的情况下，减缓系膜扩张、蛋白尿和肾小球肥大的发展。通过 Rho 激酶抑制剂介导的 HIF-1α 降解被蛋白酶体抑制剂抵消，并且 HIF-1α 的泛素化被 Rho 激酶抑制剂促进的现象，可以推测蛋白质水解作用是由泛素－蛋白酶体途径介导的。

ROCK 抑制剂对糖尿病肾病足细胞病变也有抑制作用。由于肾小球足细胞是高度分化的细胞，自我修复和再生能力有限，足细胞损伤是决定糖尿病肾病预后的重要因素。足细胞足突通过裂隙隔膜相互连接，形成肾小球的最终滤过屏障。Nephrin 和 podocin 是裂隙隔膜形成过程中重要的质膜蛋白。足细胞足突的病理变化，如消失和凋亡，是糖尿病肾病的标志，而 Notch 信号通路传导被认为是这一过程的关键决定因素。从生理学角度来看，Notch 信号通路在肾脏发育过程中调节细胞命运，包括肾单位的形成和发展。Notch 受体是一个跨膜蛋白家族，需要细胞－细胞相互作用才能被激活。据报道，在所有多细胞动物中都有 2 个 Notch 配体家族，即 Jagged 样和 Delta 样。当 Notch 受体与 Notch 配体结合时，C−末端 Notch 胞内结构域通过 Y−分泌酶（膜内蛋白水解酶）从细胞膜释放并进入细胞核，然后与免疫球蛋白 KappaJ 区的重组信号结合蛋白（RBPJ）和主脑样蛋白形成复合物，启动靶基因转录。在糖尿病的背景下，1 型和 2 型糖尿病小鼠的肾脏 Notch 信号被重新激活，以诱导 Notch 配体的表达和 Notch 靶标的 RBPJ 依赖性转录激活，暴露于高糖、TGF−β 或 VEGF 可能是 Notch 信号通路的诱导剂，对致病性 Notch 信号传导的抑制已被证明可以改变糖尿病肾病的自然病程。有趣的是，Rho 激酶介导 TGF−β 诱导的 Notch 配体表达和足细胞存活，从机制的角度来看，Rho 激酶通过 ERK1/2 和 JNK 而不是 Smad 信号调节 Jagged 样配体的诱导。与这些发现一致，Rho 激酶抑制剂可减弱 db/db 小鼠的白蛋白排泄和足细胞凋亡。ROCK 抑制的益处已在 1 型糖尿病大鼠中报道。总的来说，这些数据支持这样一种假设，即 ROCK-Notch 分子轴协调足细胞生存所必需的基因的表达，并且抑制足细胞中过度活跃的 ROCK 可能是一个有希望的治疗机会。

9.6 高糖状态 Rho 激酶介导肾小管间质损伤

除了肾小球损伤外，肾小管间质损伤越来越被认为是糖尿病肾病病理学的重要组成部分。研究证明了在用 Rho 激酶抑制剂治疗 UUO 大鼠间质纤维化的过程中，巨噬细胞浸润和间质硬化受到显著抑制。Rho 激

酶参与了由鞘氨醇 −1− 磷酸（一种具有生物活性的鞘脂）诱导的 EMT。此外，ACEI 和 Rho 激酶抑制剂的组合通过减轻炎症和氧化应激途径治疗间质纤维化，与单独的任一种药物相比都更有效。Rho 激酶信号也与其他肾脏疾病有关，如高血压肾小球硬化和肾大部切除。鉴于肾小管间质纤维化是慢性肾脏病常见的最终途径，可以推测 Rho 激酶抑制剂可能对治疗多种肾脏疾病和预防肾衰竭有效。

前面已经阐述了 Rho 激酶通过 HIF−1α 促进肾小球硬化，同样，HIF−1α 在肾小管间质纤维化中也发挥关键作用。在肾小管损伤的发病机制里都有缺氧引发的炎症或缺氧状态下的炎症。在糖尿病肾病肾小管中检测到巨噬细胞浸润，并与病理变化和肾功能预后相关。由细胞因子介导的单核细胞和细胞黏附分子的相互作用对于循环单核细胞募集到肾脏炎症部位至关重要。在糖尿病肾病动物模型和糖尿病肾病患者中，HIF−1α 已在肾小管间质中检测到，特别是在已知氧张力低的髓质区域。抑制 Rho 激酶可以降低 HIF−1α 在肾小管间质的表达，以减轻肾小管间质纤维化。

9.7　高糖状态 Rho 激酶介导眼、脑病变

9.7.1　Rho 激酶在糖尿病视网膜病变中的作用

玻璃体视网膜疾病，包括糖尿病视网膜病变和年龄相关性黄斑变性，仍然是失明的主要原因。在眼科领域，最初发现 Rho 激酶抑制的有益作用是通过 Rho 激酶抑制后降低了眼压。基于这些临床发现，一种选择性 ROCK 抑制剂（K−115）于 2014 年在日本被临床批准为青光眼的滴眼液。此外，在玻璃体内给予 Rho 激酶抑制剂，显著降低了糖尿病大鼠视网膜中白细胞黏附以及受损内皮细胞的数量。与未经处理的 STZ 诱导的糖尿病大鼠相比，Rho 激酶抑制剂显著减弱了 VEGF 的视网膜表达，而 VEGF 是糖尿病视网膜病变中导致新生血管形成的主要因素。在啮齿类

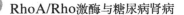

动物和糖尿病患者中，Rho激酶都被激活，并与视网膜血管和色素上皮的膜起泡有关。值得注意的是，玻璃体内注射Rho激酶抑制剂恢复了视网膜色素上皮结构和屏障功能。Rho激酶抑制也可有效预防年龄相关性黄斑变性中的纤维化和新生血管形成，这些研究都表明了ROCK抑制剂治疗眼病的潜力。

9.7.2　Rho激酶——糖尿病神经病变的靶点

在大鼠内皮细胞药物损害的中风模型（腔隙梗塞）中，法舒地尔腹腔注射可以降低脑梗死的体积和神经功能缺损。在大鼠微栓塞中风模型中，羟化法舒地尔静脉注射可以预防中性粒细胞积聚，减少脑梗死体积，改善神经功能。这些结果证明法舒地尔和羟化法舒地尔可用于治疗缺血性脑损伤。Rho激酶通路参与蛛网膜下腔出血后脑血管痉挛的发生发展，所以临床上法舒地尔已经用于治疗蛛网膜下腔出血。Rho激酶激活抑制脑血管平滑肌细胞肌球蛋白磷酸酶。Rho激酶和PKC在氧合血红蛋白诱导的脑血管收缩中也起重要作用。实验工作揭示了Rho激酶和糖尿病神经病变之间相互作用的机制基础。用Rho激酶抑制剂治疗后，基于运动神经传导速度检查的神经功能在糖尿病大鼠中得以维持，Rho激酶抑制可以通过改变糖尿病大鼠髓鞘中黏附分子的表达模式来防止运动神经传导速度减慢。在日本，法舒地尔静脉滴注可以治疗急性期缺血性脑卒中，且无严重的不良反应。

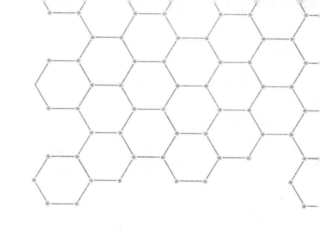

第 10 章　RhoA/Rho 激酶与心血管疾病

人们对 RhoA/Rho 激酶系统及其抑制剂的认识，首先是从对糖尿病心脑血管疾病的影响开始的。糖尿病心血管疾病与糖尿病肾病的发病机制有许多共同之处，特别是糖尿病肾病和心血管疾病互为因果、相互影响。糖尿病肾病患者如果合并心血管疾病，其预后会明显变差。所以，研究 RhoA/Rho 激酶与心血管疾病之间的关系，不仅仅有益于心血管疾病患者的预后，也将给糖尿病肾病患者带来福音。为了了解 Rho 激酶在心血管疾病治疗中的重要性，我们简要地总结了 Rho 激酶在心血管疾病方面从分子细胞到动物临床的研究，如表 10-1 所示。

表 10-1　Rho 激酶在心血管疾病治疗中的研究

研究层面	研究内容
分子水平	基因表达
	启动区域分析
	单核苷酸多态性
	信号转导作用
细胞水平	血管平滑肌细胞收缩
	血管平滑肌细胞增生 / 移行
	细胞黏附 / 活性
	细胞因子

续　表

研究层面	研究内容
细胞水平	动物研究
	冠状动脉痉挛
	脑血管痉挛
	动脉硬化 / 再狭窄
	局部缺血 / 再灌注损伤
	高血压
	肺动脉高压
	脑卒中
	心衰
	肾病
	青光眼
	勃起机能障碍
临床研究	高血压
	心绞痛
	肺动脉高压
	脑卒中
	心衰

RhoA/Rho 激酶通过上调多种分子，包括 Ang Ⅱ、5- 羟色胺、ET-1、PDGF、去甲肾上腺素、凝血酶等加速各种病理过程，如氧化应激、炎症反应、血栓形成和上皮细胞纤维化，同时 RhoA/Rho 激酶通路下调一些保护性因子，如内皮细胞 NOS 等。通过上述机制参与血管平滑肌细胞收缩和动脉粥样硬化的发生发展（图 10-1）。在细胞水平，Rho 激酶参与了血管平滑肌细胞的收缩和各种炎性细胞的增生与移行，加强血管收缩痉挛及炎性反应。动物模型的体外实验表明，Rho 激酶参与血管痉挛、动脉硬化、缺血 / 再灌注损伤、高血压、肺动脉高压、缺血性

脑卒中和心衰的发生发展过程，并可增加中枢交感神经活动。在临床应用方面，Rho 激酶抑制剂盐酸法舒地尔主要用于改善和预防蛛网膜下腔出血术后的脑血管痉挛及其引起的脑缺血症状，并且拓展到一大类心血管疾病的治疗，包括冠状动脉痉挛、心绞痛、高血压、肺动脉高压和心衰。PKC/NF-κB 通路可介导 Rho 激酶表达。

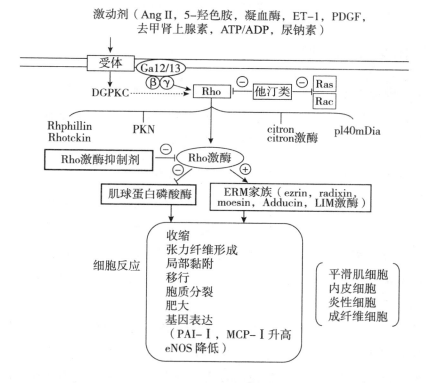

图 10-1　RhoA/Rho 激酶通路的生理学功能及在心血管疾病发生发展中的作用

10.1　分子细胞机制

在临床医学中，RhoA/Rho 激酶通路在心血管疾病领域引起广泛的关注，首先是因为 Rho 激酶对血管平滑肌细胞功能的重要作用；其次是

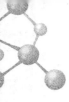

该细胞内信号涉及许多血管活性物质，这些物质也与心血管疾病的发病有关；最后，他汀类药物所谓的多效性很大程度上与抑制 Rho 激酶活性有关。我们将 Rho 激酶及具有 Rho 激酶效应的分子、Rho 激酶的调控机制、Rho 激酶的作用底物以及在心血管疾病发生发展中的作用总结如图 10-1，实际上它也包括对前文 Rho 激酶的生理学功能的总结。图 10-1 实线代表已经确认的通路，虚线代表可能的通路。

10.2 动物实验

动物模型显示多种心血管疾病 Rho 激酶抑制剂的长期使用也是有益的，包括冠状动脉和脑血管痉挛、动脉硬化 / 再狭窄、局部缺血 / 再灌注损伤、高血压、肺动脉高压、脑卒中和其他。

10.2.1 冠状动脉痉挛和冠状动脉粥样硬化

冠状动脉痉挛可以导致变异型心绞痛、心肌梗死和心源性猝死。大量实验证据证实 Rho 激酶在冠状动脉痉挛的发生发展中起关键作用。在猪动脉硬化冠状动脉的痉挛节段可见 Rho 激酶活性和表达的明显增加，继而上调 MLC 磷酸化水平引起冠脉痉挛；而在冠状动脉内给予 Rho 激酶抑制剂后，可以抑制痉挛的猪冠状动脉节段 MLC 磷酸化，从而显著抑制冠状动脉痉挛。在静脉给予 ET-1 兔心肌缺血模型，起搏诱导的心肌缺血伴有冠状动脉狭窄的狗模型，以及抗利尿激素诱导的慢性心肌缺血中，盐酸法舒地尔都显示了抗缺血的效果。体内实验还发现皮质醇血清浓度的持续升高可以通过激活 Rho 激酶引起冠状动脉高反应性。Rho 激酶同样参与了动脉粥样硬化的发生，动脉粥样硬化是一个缓慢进展的炎性过程，其中血管三层膜（外膜、中层和内膜）均可累及。Rho 激酶的活化可以通过血清转铁蛋白和基质金属蛋白酶引起内皮细胞通透性增加，削弱内皮细胞屏障功能。Rho 激酶通路可能参与所有 3 个层面的细胞过程（图 10-2）。

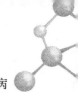

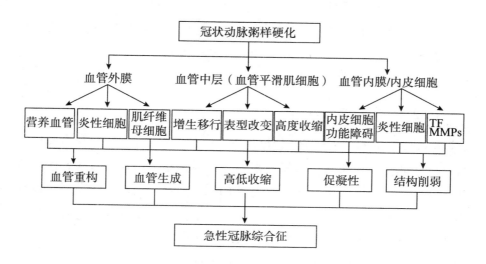

图 10-2 RhoA/Rho 激酶通路参与动脉粥样硬化的发病机理

10.2.2 动脉硬化和再狭窄

显性负相 Rho 激酶基因转移和长期 Rho 激酶抑制治疗可以抑制球囊损伤引起的内膜增生动物模型。长期使用 MCP-1 和氧化的 LDL 可引起猪冠状动脉血管损伤，特征为内膜形成和狭窄。长期口服盐酸法舒地尔可以通过阻止巨噬细胞移行而抑制血管损伤的形成。以 IL-1β 为特征的猪冠状动脉血管痉挛动脉硬化也是冠状动脉介入后再狭窄的重要原因。长期使用羟化法舒地尔可以改善这些病理改变，并与 ERM 功能抑制有关，提示 Rho 激酶参与了血管重构。长期使用盐酸法舒地尔还可以有效抑制猪冠状动脉支架狭窄。

Rho 激酶还参与心脏移植血管病变和静脉移植性病变的发生发展，而长期使用盐酸法舒地尔可以分别抑制小鼠心脏同种异体移植和兔静脉移植后冠状动脉血管病变的形成。

10.2.3 局部缺血和再灌注损伤

Rho 激酶参与心肌缺血再灌注损伤，再灌注前盐酸法舒地尔预处理

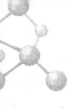

可以预防内皮细胞功能异常，抑制狗心肌梗死的发生 。Rho 激酶的抑制在缺血预处理的狗模型中提示其似乎不依赖 PKC。盐酸法舒地尔对于大鼠肝移植后冷缺血再灌注损伤也是有效的。

10.2.4 高血压

Rho 激酶抑制剂 Y-27632 短期治疗不考虑原因的大鼠全身高血压模型可以降低全身血压。在自发性高血压鼠模型中，Rho 激酶的表达和活性在高血压出现之前即可增加，表明 Rho 激酶参与高血压和高血压血管病的形成。重要的是长期使用盐酸法舒地尔可以抑制自发性高血压大鼠冠状动脉血管损害。为进一步确认 Rho 激酶抑制剂的效果，在 Ang Ⅱ 长期灌注的大鼠高血压和冠状血管损害模型中，盐酸法舒地尔治疗可以抑制冠状动脉血管损害，使内皮细胞 NADPH 氧化酶活性正常化，改善内皮细胞血管舒张功能。同时，盐酸法舒地尔治疗还可抑制 Ang Ⅱ 引起的心脏肥厚。这些结果表明 Rho 激酶确实参与高血压血管病和高血压心脏肥厚的发病机理。盐酸法舒地尔的降压效果依赖法舒地尔的剂量。 小量羟化法舒地尔局部给药引起特发性高血压大鼠持续性心率和血压下降，表明 Rho 激酶还可能参与交感神经活动的中枢机制。在脑干 Rho 激酶抑制还可增加大鼠心率压力反射控制。

10.2.5 肺动脉高压

原发性肺动脉高压是不治之症，其病理生理机制很复杂。研究发现，Rho 激酶参与了肺动脉高压发病过程中的内皮细胞功能紊乱以及炎性细胞增殖和移行。长期盐酸法舒地尔治疗可以抑制大鼠野百合碱诱导的肺动脉高压，还可治疗小鼠低氧引起的肺动脉高压。盐酸法舒地尔吸入也可降低各种原因导致的肺血管阻力。因为前列腺环素缺乏 Rho 激酶的抑制效果，因此 Rho 激酶抑制剂和前列腺环素联合应用可为这类疾病提供更有效的治疗效果。

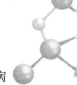

10.3　临床研究

法舒地尔临床研究和动物实验研究结果一致，静脉注射法舒地尔在日本被用来治疗脑血管痉挛病人，口服法舒地尔在日本和北美临床试验中被用来治疗心绞痛。这表明 Rho 激酶抑制剂除了可治疗脑血管痉挛外，还可治疗广范围的心血管疾病，包括心绞痛、高血压、肺动脉高压和心衰等。

10.3.1　心绞痛

对于血管痉挛性心绞痛病人来说，冠状动脉输入法舒地尔可明显抑制乙酰胆碱诱导的冠状动脉痉挛和相应的心肌缺血，表明 Rho 激酶通路参与冠状动脉痉挛的发病机理。法舒地尔还可治疗微血管性心绞痛病人，表明 Rho 激酶介导冠状动脉微血管的高反应性。法舒地尔在日本治疗稳定性心绞痛病人，表明长期的口服治疗可以减轻运动耐量。法舒地尔冠状动脉给药可有效减少稳定性心绞痛病人的快速起搏引起的心肌缺血，并没有心率或血压的变化。这些结果表明冠状动脉血管收缩可能参与劳力性心绞痛发病，Rho 激酶抑制对此也是有效的。冠状动脉内给予法舒地尔还可治疗难治性冠状动脉痉挛，因为冠状动脉旁路（搭桥）手术后应用 CCB 和硝酸盐类药物治疗无效。Rho 激酶抑制剂治疗难治性心绞痛和心肌梗死的潜在效果还有待进一步研究。

10.3.2　高血压

相比于正常血压，高血压病人动脉输入法舒地尔可明显增加前臂循环的血管舒张反应，而硝普盐反应在正常血压和高血压之间没有差异。这些结果表明高血压病人周围血管阻力增加与 Rho 激酶有关。进一步研究需要探索 Rho 激酶抑制是否可以减轻高血压性血管病或心脏肥大。

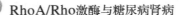

10.3.3　肺动脉高压

静脉滴注法舒地尔可以减少肺动脉高压病人肺血管阻力，但肺动脉高压病人口服法舒地尔的长期疗效仍有待检验。

10.3.4　心衰

Rho激酶参与心衰周围血管阻力增加。对于心衰病人，动脉输入法舒地尔可引起前臂血流增加。法舒地尔对心衰病人扩血管治疗的长期效果仍有待进一步研究。

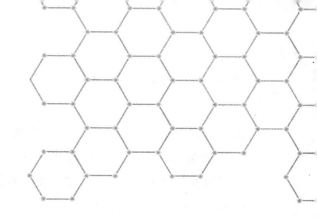

第11章 RhoA/Rho 激酶在糖尿病肾病中的
动物实验研究

11.1 法舒地尔阻止糖尿病鼠肾小管上皮细胞转分化

11.1.1 研究背景

糖尿病肾病是糖尿病严重的微血管并发症之一，是 ESRD 的主要原因之一，其进展以不可逆的肾小球硬化和肾间质纤维化为特征。近年对糖尿病肾病的研究不仅集中在肾小球病变上，肾小管间质病变的发生发展及其机制研究也受到足够的重视。肾小管间质改变的严重程度促成了肾功能的不可逆性恢复，与糖尿病肾小球病变相比，肾间质纤维化的程度被认为与肾功能进行性丧失有着更为紧密的联系。肾小管间质纤维化的部位可以出现肾小球纤维化，但也可以不出现肾小球纤维化。这说明肾小管间质的损害相对独立于肾小球病变，是糖尿病肾病的重要病理变化和评价预后的重要指标。

肌成纤维细胞是一种特殊类型的细胞，超微结构介于平滑肌细胞和成纤维细胞之间，α-SMA 表达是肌成纤维细胞的表型特点。肌成纤维细胞具有活跃增殖和分泌胶原的能力，是细胞外基质的主要来源，它的增多及活化是肾间质纤维化的一个重要机制。其除了由成纤维细胞活化而来，还有相当一部分来源于肾小管上皮细胞。该过程为"肾小管上皮细胞—肌成纤维细胞转分化"（epithelial-myofibroblast transdifferentiation, EMT），是肾小管间质纤维化发病的重要环节。研究发现，EMT 在糖尿病肾脏疾病的发生发展中占有重要地位。持续的高血糖及高血糖所致细胞因子的异常紊乱使肾小管上皮细胞表型向间充质细胞转变，细胞外基质的合成增加、降解减少，促使糖尿病肾小球、肾间质内大量细胞外基质积聚，形成肾脏组织形态学改变，最终导致肾单位丧失，进一步发展为不可逆转的肾单位硬化。因此，能够阻断 EMT 发生发展的药物成为防治糖尿病肾脏疾病的研究热点。

Rho 蛋白家族是 Ras 超家族中小分子鸟苷酸结合蛋白的成员之一。Rho 作为分子开关，控制细胞信号转导途径，当受到多种外界刺激信号活化后，与 GTP 结合呈激活状态并发生膜转位，作用于其下游靶蛋白。RhoA 是目前研究最广泛的 Rho 下游信号分子。ROCK 为 RhoA 作用的下游靶分子，接受 RhoA 传递的活化信号，直接作用于 MLC 或间接作用于肌球蛋白磷酸酶结合亚单位（myosin phosphatase target subunit, MYPT1）来增加胞浆内 MLC 的磷酸化，使其多个氨基酸位点发生磷酸化而激活。MYPT1 是活化 ROCK 的底物，其磷酸化水平可作为 ROCK 功能活化的标志。MYPT1 发生磷酸化后使肌球蛋白磷酸酶失活，MLC 去磷酸化，使磷酸化的 MLC 水平升高，肌动 - 肌球蛋白交联增加。MLC 磷酸化水平决定着平滑肌细胞的收缩功能，参与非平滑肌细胞的肌动蛋白微丝骨架的聚合功能。Rho /ROCK 信号通路通过磷酸化 / 脱磷酸化级联反应来调节微丝骨架的聚合，控制细胞的生物学行为，包括胞质分裂，细胞生长，细胞 - 细胞和细胞 - 胞外基质的黏附，细胞迁移，细胞的转化和侵袭等。

本研究建立糖尿病模型，检测 24h 尿蛋白定量、血肌酐等生化指标，观察肾间质病理变化及肾小管上皮细胞表型的表达情况，分析小管上皮细胞转分化与生化改变的相关性及肾小管上皮细胞转分化在肾间质纤维化中的作用，并以法舒地尔进行干预，研究 ROCK 信号通路在糖尿病鼠肾间质纤维化及表型转化中的影响，为临床糖尿病肾脏疾病的防治提供实验基础和理论依据。

11.1.2　研究材料

11.1.2.1　主要仪器

普通光学显微镜	日本　Nikon
JN–A 型精密扭力电子天平	上海第二天平厂
微波炉	中国 / 格力
血糖仪和试纸	美国 LifeScan
Olynpus 显微镜摄像系统	日本
匀浆机	中国　宁波新芝仪器有限公司
冷冻离心机	贝克曼生物公司 Allegra 25R
紫外分光光度计	美国 HACH 公司 DR/4000UV–VIS
电泳装置	美国 BIO–RAD 公司 Mini–PROTEAN Ⅱ
转移装置	美国 BIO–RAD 公司 Mini–PROTEAN Ⅱ
恒流恒压电泳仪	美国 BIO–RAD 公司 Mini–PROTEAN Ⅱ
摇床	中国 上海申能博彩生物公司
冰箱	中国 新飞公司
胶片分析仪	中国 上海天能公司
移液器	德国 Eppendorf 公司
可调量程移液器	德国 Eppendorf 公司
Eppendorf 5810R 离心机	德国 Eppendorf 公司
实时荧光定量 PCR 仪	美国 BIO RAD 公司
荧光定量分析软件	美国 BIO RAD 公司
GELMate 2000 电泳系统	日本 TOYOBO Biotech Co.,Ltd.

GIS 数码凝胶图像处理系统	中国 上海天能科技有限公司

11.1.2.2　主要试剂

链脲佐菌素 STZ	美国 Sigma 公司
多聚赖氨酸	美国 Sigma 公司
兔抗 e-cadherin 抗体	美国 Bioworld Technology 公司
兔抗 P-MYPT1（p853）抗体	美国 Bioworld Technology 公司
兔抗 ROCK1 抗体	美国 Bioworld Technology 公司
兔抗 ROCK2 抗体	美国 Bioworld Technology 公司
兔抗 α-SMA 抗体	美国 Sigma 公司
盐酸法舒地尔注射液	中国 天津红日　批号：070525
抗兔 / 鼠通用型免疫组化试剂盒	丹麦 DAKO
总蛋白和膜蛋白抽提试剂盒	中国 上海星汉生物科技有限公司
总蛋白抽提液	中国 上海普飞生物公司
标准 BSA 溶液	中国 上海普飞生物公司
丙烯酰胺	美国 Sigma 公司
甲醇	美国 Sigma 公司
Tris 碱	美国 Sigma 公司
甲叉双丙烯酰胺	美国 Sigma 公司
盐酸	美国 Sigma 公司
TEMED（N,N,N,N —四甲基己二胺）	美国 Sigma 公司
SDS（十二烷基磺酸钠）	美国 Sigma 公司
TWEEN-20	美国 Sigma 公司
立春红	美国 Sigma 公司
甘氨酸	美国 Sigma 公司
溴酚蓝	美国 Sigma 公司
DTT（二硫苏糖醇）	美国 Sigma 公司

过硫酸铵	美国 Sigma 公司
酪蛋白	美国 Sigma 公司
滤纸	英国 Whatman 公司
硝酸纤维素膜	英国 Whatman 公司
冰乙酸	美国 Sigma 公司
酶标二抗	美国 Sigma 公司
显影液	美国 柯达公司
定影液	美国 柯达公司
暗盒	美国 柯达公司
胶片	美国 柯达公司
发光液	GE 生物公司
内参蛋白二抗	美国 SANT CRUZ
Trizol Reagent	美国 Invitrogen 公司
DNase I（RNase Free）	中国 大连宝生物工程有限公司
无水乙醇、异丙醇、氯仿	中国 上海国药集团有限公司
Revertra Ace –a–	日本 TOYOBO Biotech 公司
Superscipt Ⅲ 逆转录酶	美国 Invitrogen 公司
Real Time PCR Master Mix	日本 TOYOBO Biotech 公司
Agarose	BIOWEST AGAROSE
DNA 100bp Marker	日本 TOYOBO Biotech 公司
引物合成	中国 上海生工生物工程技术服务有限公司
引物设计	中国 上海英骏生物技术有限公司
PRIMER 5.0 引物设计软件	ABI 公司

11.1.2.3　实验动物

54 只 180～200g 的 8 周龄清洁级雄性 Wistar 大鼠 ［SPF 级，武汉大学动物实验中心提供；生产许可证号 SCXK（鄂）2003-0004，环境许可证号 SYXK（鄂）2004-0027］，颗粒饲料标准鼠食，自由饮水，室温 20 ～ 25℃，相对湿度 40% ～ 70%，12h 光照昼夜循环。

11.1.3　实验方法

11.1.3.1　溶液配制

（1）0.1mol / LPBS（磷酸盐缓冲盐水）：NaCl 8g、KCl 0.2g、$Na_2HPO_4 \cdot 12H_2O$ 3.48g、KH_2PO_4 0.2g 溶于双蒸水，调节 pH 为 7.2 ～ 7.4。

（2）0.1mol/L 柠檬酸缓冲液：A 液—柠檬酸 2.1g 加水至 100mL；B 液—柠檬酸钠 2.94g 加水至 100mL。A 液和 B 液按 56% 和 44% 的比例混合，调节 pH 至 4.3。

（3）0.01mol/L 柠檬酸盐缓冲液：柠檬酸三钠 3g，柠檬酸 0.4g 溶于 1000mL 蒸馏水，调节 pH 至 6.0。

（4）4% 多聚甲醛（PFA）：多聚甲醛 4g 溶于 100mL 的 PBS 中，调节 pH 至 7.2 ～ 7.4。

（5）3% 水合氯醛：水合氯醛 3g 溶于 100mL 水中。

（6）5× 电泳缓冲液配方：15.1g Tris 碱（0.125mol/L），72g 甘氨酸（0.96mol/L），5g SDS（0.5%m/V）。

11.1.3.2　动物模型及分组

采用数字表法将动物随机分为正常对照组（N 组 8 只）和糖尿病造模组（n=46），适应性喂养一周后，造模组以空腹 12h 后腹腔单剂量注射 STZ 60mg/kg（溶解在 10mmol/L 枸橼酸盐缓冲液中，pH4.5），72h 后连续三天尾静脉检测血糖，以非禁食血糖大于等于 16.7mmol/L，尿量大于对照组的 50%，尿糖强阳性为成模标准。造模过程中死亡 3 只，并有 6 只未达到成模标准。将 37 只造模成功的大鼠随机分为 3 组：糖尿病组（D 组 13 只），法舒地尔组（F 组 12 只），贝尼地平组（B 组 12 只）。法舒地尔按 10mg/kg/d 腹腔注射；贝尼地平溶于 0.3% 的羧甲基纤维素溶液中，以 3mg/kg/d 灌胃治疗。正常对照组同时给予枸橼酸盐缓冲液腹腔注射。治疗 3 个月后共存活大鼠：N 组 8 只，D 组 9 只，F 组 9 只，B 组

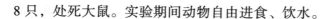

8只，处死大鼠。实验期间动物自由进食、饮水。

11.1.3.3　标本收集

处死前1天采用代谢笼收集24h尿量。处死当天动物采用无创尾动脉血压仪测尾动脉血压，并收集血标本。肾脏经生理盐水灌洗后，部分组织以10%中性甲醛固定，石蜡包埋，制成3μm厚切片，HE染色行组织病理学分析；其余组织在-70℃冰箱中保存备用。

11.1.3.4　血、尿生化指标测定

24h尿蛋白定量采用磺基水杨酸法测定；血肌酐（Scr）采用苦味酸法检测；血糖由葡萄糖氧化酶法检测；NAG活性测定采用比色法。

11.1.3.5　常规病理学观察

石蜡切片厚4μm，常规脱蜡入水，进行HE染色、Masson染色。

HE染色步骤：

（1）1石蜡切片，二甲苯脱蜡，经各级梯度酒精至水洗：二甲苯（Ⅰ）5min→二甲苯（Ⅱ）5min→100%乙醇2min→95%的乙醇1min→80%乙醇1min→75%乙醇1min→蒸馏水洗2min。

（2）苏木素染色5～10min，自来水冲洗；70%的酒精分色，蒸馏水浸洗。

（3）加入10%伊红水溶液5～10min；酒精上行脱水，二甲苯透明，封固，烤箱烤干。

（4）二甲苯Ⅰ、二甲苯Ⅱ中脱蜡2次，每次5min；切片入100%乙醇Ⅰ、100%乙醇Ⅱ、95%乙醇、80%乙醇各5min。

（5）自来水充分冲洗5min，蒸馏水浸一下；苏木素染色5min。

（6）自来水充分冲洗5min至水色澄清；入盐酸酒精中分色5min。

（7）自来水充分冲洗10min；淡氨水冲洗5s，使胞核蓝化。

（8）自来水充分冲洗10min，蒸馏水浸一下；伊红染液中染色5min。

（9）自来水冲洗，蒸馏水浸一下；依次入80%乙醇、95%乙醇、100%

113

乙醇Ⅱ、100% 乙醇Ⅰ、二甲苯Ⅱ、二甲苯Ⅰ，各 5min，脱水透明后用中性树胶封片。

（10）结果：细胞浆染成粉红色，细胞核染成紫蓝色。镜下观察组织形态学变化。

Masson 三色法步骤：

（1）石蜡切片脱蜡至水。

（2）铬化处理或去汞盐沉淀（甲醛固定的组织此步可略），依次使用自来水和蒸馏水洗。

（3）用 Regaud 苏木精染液或 Weigert 苏木精液染核 5～10min。充分水洗，如过染可盐酸酒精分化。

（4）蒸馏水洗。用 Masson 丽春红酸性复红液 5～10min。

（5）以 2% 冰醋酸水溶液浸洗片刻。1% 磷钼酸水溶液分化 3～5min。

（6）不经水洗，直接用苯胺蓝或光绿液染 5min。以 0.2% 冰醋酸水溶液浸洗片刻。

（7）95% 酒精、无水酒精、二甲苯透明、中性树胶封固。

（8）结果：胶原纤维、黏液、软骨呈蓝色（如光绿液染色为绿色），胞浆、肌肉、纤维素、神经胶质呈红色，胞核呈黑蓝色。

11.1.3.6　免疫组化检测

所用载玻片均经多聚赖氨酸处理，以 0.01mol/L PBS 代替一抗做阴性对照，具体步骤如下：

（1）石蜡切片置于 65℃烘箱中，烘片 2h，脱蜡至水，用 PBS（pH7.4）冲洗 3 次，每次 5min。

（2）高压热修复：在沸水中加入 Na_2EDTA（pH9.0），盖上不锈钢锅盖，但不能锁定。将玻片置于金属染色架上，缓慢加压，使玻片在缓冲液中浸泡 5min，然后将盖子锁定，小阀门将会升起来。10min 后除去热源，自然冷却。

（3）切片放入 3% 过氧化氢溶液，室温下孵育 15min，以阻断内源性过氧化物酶。PBS（pH7.4）冲洗 3 次，每次 5min。

（4）甩去 PBS，将 α–SMA、e-cadherin 抗体 1 ： 100 倍浓度稀释。每张切片加入 50μL 稀释液，4℃过夜。

（5）PBS 冲洗 3 次，每次 5min。甩去 PBS，每张切片加 50 ～ 100μL A 液（ChemMateTMEnVision+/HRP），室温下孵育 45min。

（6）PBS 冲洗 3 次，每次 5min。甩去 PBS，每张切片加 50 ～ 100μL 新鲜配制的 DAB 溶液，室温下孵育 5min，显微镜控制显色。

（7）显色完全后，蒸馏水或自来水冲洗，苏木素复染，0.1% 盐酸分化，自来水冲洗，氨水返蓝。

（8）切片经过梯度酒精（70% ～ 100%）脱水干燥，二甲苯透明，中性树胶封固。

（9）结果：以细胞膜、胞浆出现棕黄色染色为阳性信号，结果采用 HPAIS-1000 高清晰度医学彩色图像分析系统进行分析，在 400 倍图像下每张切片随机选取 30 个视野的肾小官间质，测定阳性着色部位的平均吸光度值（A），并取其平均值为肾小管间质 α–SMA、E-Cadherin 表达的评价指标。平均光密度值越高说明免疫组化信号越强。

11.1.3.7　蛋白质印迹（western blot）检测

（1）样品的准备。

①将组织样品加入 1000μL 总蛋白抽提液，冰浴匀浆样品完全破碎后，转入准备好的 1.5mL 的 eppendorf 管中。

②在冷冻高速离心机中离心，13000 转 /min，20min。取其上清，然后加入同样数量的样品缓冲液，备用。样品缓冲液条件是 2% SDS、100mmol/L DTT、60mmol/L Tris（pH6.8）、0.01% 溴酚蓝和 10% 甘油。样品量为 20μL，上样量为 30μg。

（2）样品浓度测定。

①在测定前 30min，打开分光光度计的紫外灯，并将波长调到

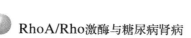

280nm。溶剂空白对照调零。

②将样品稀释200倍，采用A280方法进行浓度测定。测定样本蛋白的吸光值。

③使用标准曲线计算未知样品蛋白浓度。

（3）分离胶和浓缩胶的配置。

①配置分离胶（8%）（30%丙烯酰胺/0.8%亚甲双丙烯酰胺4mL，4×Tris.CL/SDS，pH8.8，3.75mL，去离子水7.25mL，10%过硫酸铵50μL，TEMED10μL）；

②配置浓缩胶（30%丙烯酰胺/0.8%亚甲双丙烯酰胺0.65mL，4×Tris.CL/SDS，pH6.8，1.25mL，去离子水3.05mL，10%过硫酸胺25μL，TEMED 5μL）

（4）SDS-PAGE凝胶电泳。

①固定好制胶用的清洁玻璃平板。将配制好的分离胶溶液混匀轻轻灌注到清洁的玻璃平板夹层中，加3mL蒸馏水隔绝空气。

②室温下待分离胶凝固后（胶和水相之间出现明显界限），配制浓缩胶。弃去分离胶表面的水，将浓缩胶加入玻璃平板夹层。

③插入合适的的梳子，室温下待凝固。

④在微量离心管中，用2×SDS加样缓冲液按1∶1稀释待测蛋白质样品，于沸水中变性3～5min。

⑤取出梳子后，以1×电泳缓冲液冲洗加样孔。将凝胶板固定到电泳槽中，同时加入配制好的1×电泳缓冲液至刚好淹没凝胶的加样孔。

⑥用25μL的注射器将蛋白样品等体积加入样品孔。连接电源，电压为110V，时间为60min。关闭电源，弃去电泳缓冲液。将凝胶夹层取出。

（5）用转移槽转印蛋白质。

①转印缓冲液为25 mmol/LTris，190 mmol/L甘氨酸，20%甲醛加蒸馏水至1000mL。

②电泳完毕，打开制胶板，按照蛋白质分子量标准切取目的片段所

在的胶条，做好标记后将胶条置于电转移液中平衡至少15min。

③将转移盒放入一个较大的托盘中，加入足量转印缓冲液。在塑料盒的底边，依次将下列物品组装在转印夹层：转移垫，一张剪切得如凝胶大小的滤纸，凝胶。排去凝胶和滤纸间的气泡。

④慢慢将硝酸纤维素膜放入转印缓冲液中，平衡10～15min。直接将湿润的膜放在凝胶上，排去气泡。湿润另一张滤纸，并置于膜的阳极面，排去所有气泡。在滤纸的上面放另一块转移垫，将转移盒扣紧，完成。

⑤把塑料转移盒置于转移槽内，低温条件下电转移，根据分子量选择电压及时间。取出转印膜，并在膜上剪一小角作为标记定位。

（6）免疫显色。

①转膜完毕后，将转印膜于TTBS中浸泡5min，用5%脱脂奶粉于37℃封闭2h，或者于4℃封闭过夜。

②加入用5%脱脂奶粉稀释的鼠抗α-SMA、E-cadherin及标准内参β-actin，所有抗体均1：400稀释，4℃过夜。

③用TTBS洗膜3次，每次10min。洗膜后加辣根过氧化物酶（HRP）标记的羊抗兔IgG（1：1000稀释），37℃孵育2h。

④TTBS洗膜（3次，10min/次），再用TBS洗膜1次。

⑤将ECL（增强化学发光）试剂盒中的A液和B液等量混合，滴加于膜上，反应1min后，用透明塑料袋包好，将PVDF（聚偏二氟乙烯）膜放入X光片暗盒，在暗室中压片，显影，定影。

⑥底片经扫描仪透扫后，对Western条带进行定量分析，确定杂交条带的相对吸光度值（每一次蛋白印迹的对照组条带的吸光度值为相对值1）。

11.1.3.8 实时荧光定量多聚酶链反应（Real Time PCR）

（1）通过http://www.nebi.nlm.nih.gov网站进入Genbank数据库，查找ROCK1、ROCK2、beta actin（β肌动蛋白）全基因序列。ROCK1、

ROCK2、beta actin 全基因序列由上海英骏生物技术有限公司进行引物设计、上海生工生物工程技术服务有限公司进行引物合成,设计的引物序列见表11-1。

表 11-1 ROCK1、ROCK2、beta actin 引物序列

引物	引物序列	产物	退火温度
ROCK1	正义链:AAGAGAGTGATATTGAGCAGTTGCG 反义链:TTCCTCTATTTGGTACAGAAAGCCA	192bp	61℃
ROCK2	正义链:ATGTCCGACCTGTTACTC 反义链:GTGGCATCTACTGCACTCTA	272bp	61℃
beta actin	正义链:AAGATGACCCAGATCATGTTTGAG 反义链:TAGATGGGCACAGTGTGGGTG	146bp	60℃

(2)组织样品 RNA 的抽提:

①冰台上取 100mg 组织放入组织匀浆管,迅速加入 1mL TRIZOL,冰冻匀浆 30s,使组织样品充分裂解。

②转移到一 1.5mL DEPC 处理的无菌离心管中,加入 500μL 氯仿,剧烈震荡混匀,4 度 12000r/min 离心 10min。

③转移上清至另一离心管中(注意不要吸到中间层的蛋白),加入 500μL 氯仿,剧烈震荡混匀,4 度 12000r/min 离心 10min。

④转移上清至另一离心管中,加入等体积异丙醇,震荡混匀,室温放置 2min,4 度 12000r/min 离心 10min。

⑤轻轻吸除上清,防止吸去沉淀,加入 1mL 70% 乙醇清洗,悬浮沉淀,4 度 12000r/min 离心 10min。

⑥轻轻吸除上清,防止吸去沉淀,4 度 12000r/min 离心 1min,用移液器吸干残余酒精,室温空气干燥,使酒精挥发,加入 50μL DEPC 处理

的灭菌水，溶解 RNA。

⑦ RNA 纯度和浓度鉴定：取出 5μL RNA 稀释至 500μL，测定 RNA 的浓度 OD260 和 OD280 的值，按照公式：RNA 浓度（μg/μL）= 样品 OD260 值 ×4，并计算 A260/A280 的比值，以估测 RNA 的纯度。若 A260/A280 大于等于 1.8，表明 RNA 样品没有蛋白质残留，可以备用。

（3）RNA 逆转录成 cDNA：

①根据测定的 RNA 样品浓度计算需要加入 RNA 模板的体积为 5μg。

②配置好以下 MIX 试剂并分装完毕后，迅速加入 RNA 模板。

Oligo dT	1μL
dNTP	2μL
MMLV 5 × Buffer	4μL
RNA Inhibitor	1μL
MMLV	1μL
DEPC H$_2$O	6μL

反应条件：42 度→ 60min，99 度→ 5min，4 度保存。

（4）实时荧光定量多聚酶链反应。

①单孔荧光定量 PCR MIX 的配置如下：

Primer F	0.5μL（25pmol）
Primer R	0.5μL（25pmol）
20 × SYBER GREEN	1.5μL
dNTP	1μL（2.5mM）
10*Buffer（含 Mg2+）	3μL
BT Taq	0.5μL
H$_2$O	22μL
Total	29μL

②计算所需 MIX 试剂体积为 27μL，分别加入后混匀分装至 PCR 扩增板。按下列组分配置 PCR（聚合酶链式反应）液，反应液配制在冰上

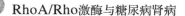
进行。

CDNA 模板	1μL（200ng）
荧光定量 MIX	27μL
Primer F	1μL（25pmol）
Primer R	1μL（25pmol）
反应总体积	30μL

③模板加好后，盖紧盖子并做好标记，写上编号。

④荧光定量 PCR 扩增仪应预热，时间不少于 20min。

⑤将反应管置于扩增仪上，开始扩增。反应条件为 95℃ 3min 预变性；然后 95℃ 20s，60℃ 20s，72℃ 30s，重复 35 次；72℃ 5s，在55 ～ 95℃条件下作融合曲线，保存其循环域值（threshold cycle，CT）。对三孔平行的实验结果必须首先判断其是否准确（孔间差异大于 0.5 时应考虑舍弃该孔数据），然后根据 $2-^{\triangle\triangle}ct$ 或标准曲线计算各样品的浓度。

11.1.3.9 统计学处理

所有数据用均数 ± 标准差（$x \pm s$）表示，各组间比较采用方差分析，两变量相关分析采用 Spearman 相关分析，用 SPSS11.5 统计软件进行统计，p 小于 0.05 有统计学意义。

11.1.4　研究结果

（1）各组大鼠 24h 尿蛋白、NAG 酶活性、Ccr（内生肌酐清除率）、Scr 及血压、血糖的变化。大鼠喂养 12 周时，与 N 组比较，D 组大鼠 24h 尿蛋白、NAG 酶活性、Scr 升高（p 小于 0.05），Ccr 下降（p 小于 0.05）；与 D 组比较，F 组 24h 尿蛋白、NAG 酶活性、Scr 下降（p 小于 0.05），见表 11-2。血压、血糖无明显变化，见表 11-3。

表 11-2　各组大鼠 UTP/24h、尿 NAG 酶、Ccr、Scr 改变

组别	鼠数	尿NAG（u/L）	UTP/24h（mg/24h）	Scr（μmol/L）	Ccr（mL/min）
N	8	14.86 ± 4.79	5.62 ± 2.38	59.17 ± 7.87	4.92 ± 1.03
D	8	26.48 ± 6.49a	27.38 ± 7.13a	69.08 ± 5.03b	2.49 ± 0.66a
F	8	19.39 ± 3.57c	20.43 ± 4.69c	60.93 ± 7.76d	3.05 ± 0.77

注：与 N 组比较，ap 小于 0.01，bp 小于 0.05；与 D 组比较，cp 小于 0.01，dp 小于 0.05。

表 11-3　各组大鼠血压血糖变化

组别	鼠数	血压（mmHg）	血糖（mmol/L）
N	8	86.37 ± 11.24	6.37 ± 0.85
D	9	87.72 ± 10.03	27.84 ± 4.56 ★
F	8	86.95 ± 10.27	26.91 ± 3.37

注：与 N 组比较，★ p 小于 0.01。

（2）各组大鼠肾脏的病理改变：本实验在第 12 周处死大鼠，观察肾小球和肾间质病理变化，HE 染色：与 N 组大鼠相比，D 组肾小球系膜基质明显增生，细胞数增多，基底膜增厚，肾间质多个炎性细胞浸润，部分肾小管上皮细胞水肿、空泡变性，肾小管扩张和间质纤维化。Masson 染色：胶原纤维染成蓝色，镜检可见 N 组大鼠肾脏胶原染色主要位于肾小管基底膜、系膜区，而小管间质染色较少；而 D 组见胶原染色明显增多，且主要分布在增宽的肾间质。如图 11-1 ～ 11-6 所示。

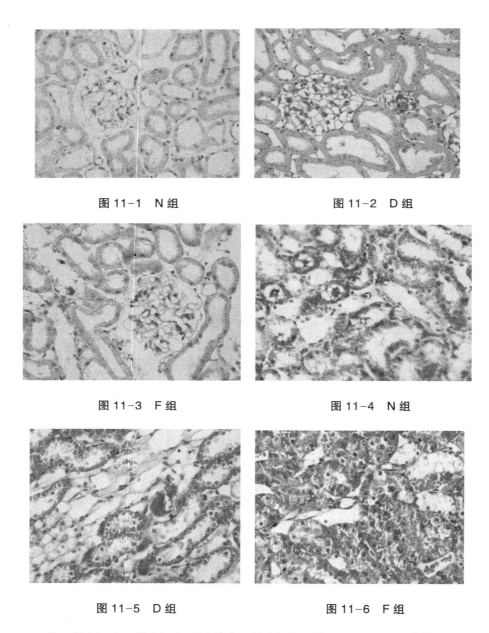

图 11-1　N 组

图 11-2　D 组

图 11-3　F 组

图 11-4　N 组

图 11-5　D 组

图 11-6　F 组

注：图 11-1 ～图 11-3，PAS 染色；图 11-4 ～图 11-6，Masson 染色。N 组、D 组、F 组分别为正常组、糖尿病组、法舒地尔组。

（3）免疫组织化学显示各组大鼠肾皮质内ROCK1、ROCK2、α-SMA、E-cadherin蛋白表达。

ROCK1、ROCK2在N组肾小管上皮细胞微量表达，ROCK1在D组肾小管上皮细胞表达增强，主要分布于扩张肾小管；ROCK2在D组肾小管上皮细胞无明显变化；与D组相比，ROCK1、ROCK2在F组表达均减弱；N组α-SMA仅表达于肾小动脉平滑肌细胞，D组可见肾小管上皮细胞表达α-SMA，以髓质区域表达为主，F组肾小管上皮细胞未见表达；N组大鼠E-cadherin主要表达在肾小管上皮细胞膜，尤其以细胞连接处表达为主，D组肾小管上皮细胞膜表面E-cadherin胞膜表达缺失，F组部分细胞膜表面获得E-cadherin表达，在细胞粘连处表达增强。如图11-7～图11-18所示。

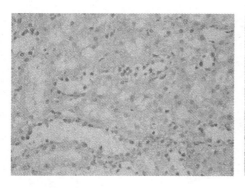

图11-7　N组

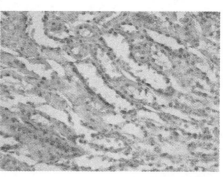

图11-8 D组

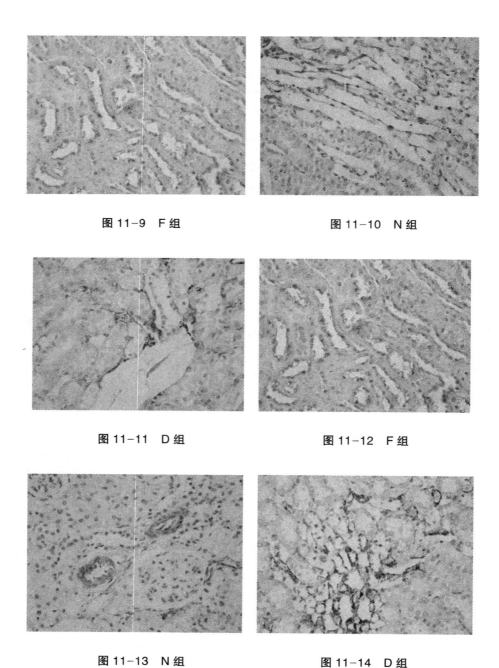

图 11-9　F 组　　　　　　　　　　　图 11-10　N 组

图 11-11　D 组　　　　　　　　　　图 11-12　F 组

图 11-13　N 组　　　　　　　　　　图 11-14　D 组

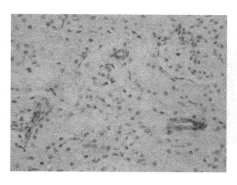
图 11-15　F 组

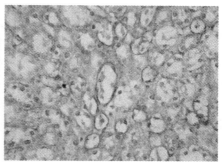
图 11-16　N 组

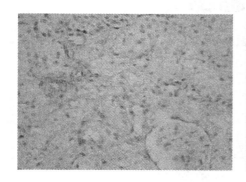
图 11-17　D 组

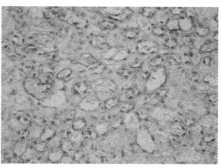
图 11-18　F 组

注：图 11-7～图 11-9 为 ROCK1 表达，图 11-10～图 11-12 为 ROCK2 表达，图 11-13～图 11-15 为 α-SMA 表达，图 11-16～图 11-18 为 E-cadherin 表达。细胞浆、胞膜、胞核棕黄色着色为阳性表达。N组、D组、F组分别为正常组、糖尿病组、法舒地尔组。

（4）western blot 显示 P-MYPT1、α-SMA、E-cadherin 蛋白的表达变化。与 N 组相比，D 组大鼠肾皮质内 P-MYPT1、α-SMA 蛋白表达增强，E-cadherin 蛋白表达减弱；与 D 组相比，F 组 P-MYPT1、α-SMA 蛋白表达减弱，E-cadherin 表达增强，但未恢复到正常水平。如图 11-19～图 11-21 所示。

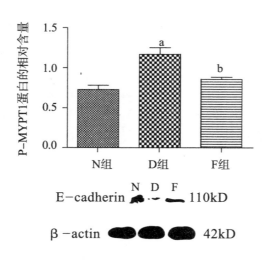

E-cadherin 110kD

β-actin 42kD

图 11-19　各组大鼠 P-MYPT1 的表达

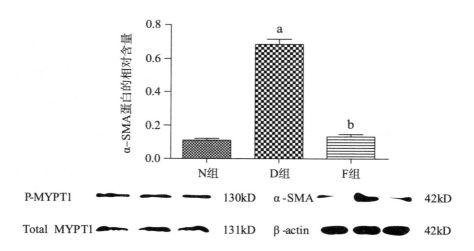

图 11-20　各组大鼠 α-SMA 蛋白的表达

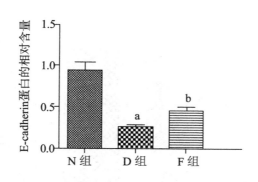

图 11-21　各组大鼠 E-cadherin 蛋白的表达

注：与 N 组比较，ap 小于 0.01；与 D 组比较，bp 小于 0.01。

（5）Real Time PCR 显 示 ROCK1、ROCK2 mRNA 的 表 达 变 化。与 N 组相比，D 组大鼠肾皮质内 ROCK1 mRNA 表达增强，ROCK2 mRNA 表达亦有所增加，但无统计学意义；与 D 组相比，F 组 ROCK1、ROCK2 mRNA 表达减弱，但未恢复到正常水平。如图 11-22、图 11-23 所示。

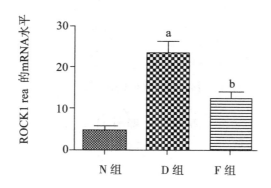

图 11-22　各组大鼠 ROCK1mRNA 的表达

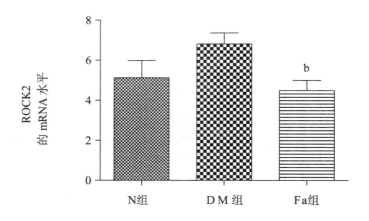

图 11-23 各组大鼠 ROCK2 mRNA 的表达

注：与 N 组比较，ap 小于 0.01；与 D 组比较，bp 小于 0.01。

（6）ROCK1 荧光定量扩增曲线如图 11-24 所示。

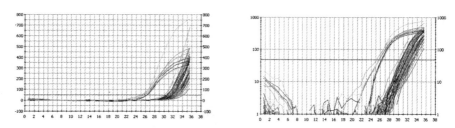

图 11-24　ROCK1 荧光定量扩增曲线

（7）ROCK2 荧光定量扩增曲线如图 11-25 所示。

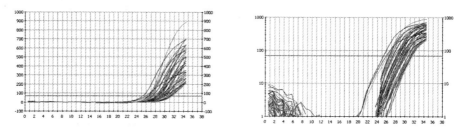

图 11-25　ROCK2 荧光定量扩增曲线

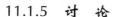

11.1.5 讨 论

常用的复制糖尿病动物模型的方法主要有自发性和诱发性模型。国外目前已经培养成功并常用的自发性糖尿病模型如 db/db 小鼠，价格昂贵，对动物饲养条件要求高，并需要一定时间发病，国内尚不能普遍使用。因此，化学药物损伤胰岛细胞诱发糖尿病动物模型在国内应用仍较为广泛。一次性大剂量腹腔注射 STZ 能够选择性损伤胰岛 β 细胞，可造成典型的糖尿病鼠的模型。因其造模简单易行，造模率高，费用低廉，故仍被国内外广泛采用。关于糖尿病肾脏疾病模型的建立，有学者为了加速糖尿病鼠肾病的进程，采用一侧肾切除加小剂量 STZ 注射的方法进行研究，但我们考虑到一次性大剂量 STZ 造模方法更接近于糖尿病鼠的自然发病过程，所以采用单纯 STZ 注射方法造模，根据 72h 后连续 3 天尾静脉检测血糖，以非禁食血糖大于等于 16.7mmol/L 作为糖尿病成模标准。

本实验在第 12 周处死大鼠，观察肾小球和肾间质病理变化，发现 DN 组肾小球体积增大，基底膜增厚，系膜细胞增殖，基质增多，部分肾小管上皮细胞空泡变性，肾间质炎性细胞浸润。Masson 染色胶原染色增多，且主要分布在增宽的肾间质。而生化结果显示在 12 周后，DM 组大鼠 24h 尿蛋白、NAG 酶活性、Scr 升高，Ccr 下降，肾脏病理学和生化检查结果提示已有糖尿病肾小管病变及轻度间质纤维化的发生。

研究结果表明，DM 组 α-SMA 的表达在基因和蛋白水平上均有显著提高，而 E-cadherin 的表达在基因和蛋白水平上则有显著下降，为转分化提供了确凿证据。Essaw y 等经过相关分析发现：糖尿病肾脏疾病患者肾间质 α-SMA 表达与间质面积增大、肾功能状况（尿蛋白总量及血肌酐水平）均呈正相关。Sanai 等研究证实在诱导产生糖尿病后的 3 天和 7 天，大鼠肾脏 α-SMA 表达已经出现改变，因此 α-SMA 不仅能预测糖尿病肾脏疾病的进展，还可能成为预测糖尿病肾脏疾病的指标。我们的研究结果也发现，D 组大鼠肾小管上皮细胞表达的 α-SMA 与 Scr、

24h尿蛋白、NAG酶活性之间存在明显的正相关关系，说明肾小管上皮细胞转分化与糖尿病肾脏损害和肾功能下降严重程度密切相关。

ROCK的经典底物是MLC和MLCP，通过磷酸化作用使胞浆内pMLC水平上升从而调控细胞骨架。近年来发现Rho/ROCK参与了EMT中的部分过程，其与α-SMA的表达的研究也受到广大学者的关注。Masszi等认为Rho抑制剂C3转移酶可阻断α-SMA启动子的活化，但这一作用不是通过ROCK分子来发挥；Prakash J和Nagatoya K等的研究发现ROCK抑制剂可以下调α-SMA的表达。国内外许多研究还证实，Rho/ROCK信号通路在糖尿病时出现异常活化，并在糖尿病各种并发症的发病机制中发挥了重要作用。与国外的研究结果一致，我们发现12周糖尿病鼠肾脏P-MYPT1的蛋白表达水平有明显升高，ROCK存在功能的活化。法舒地尔是ROCK特异性抑制剂，通过与ATP竞争Rho激酶催化区的ATP结合位点而抑制ROCK的活性，影响多种细胞功能，发挥广泛的药理作用。我们给予糖尿病大鼠法舒地尔治疗12周，在未影响血糖血压的情况下，可明显抑制NAG酶活性，减少蛋白尿，降低Scr水平，说明法舒地尔对糖尿病肾病鼠具有非依赖降压的肾脏保护作用。

但是，目前ROCK信号通路对糖尿病肾病作用的研究主要集中于肾小球和系膜细胞，对肾小管间质方面的研究均为体外研究，尚未直接涉及与EMT之间相互关系的相关研究。例如，Fukashi Ishibashi的研究证实高糖环境激活ROCK并磷酸化其下游分子LIMK1，使肌动蛋白解聚因子丝切蛋白磷酸化和失活，最终干扰PTECs的极性和功能。而Keisuke Ina等采用糖尿病肾脏疾病的重构模型，包括肾成纤维细胞胶原网络（FPCL）的体外实验发现，因为ROCK的激活引起肌球肌动蛋白相互作用，从而导致TGF-β处理的FPCL的收缩和肾间质纤维化，所以在前人的研究基础上我们推测ROCK信号通路与糖尿病鼠肾小管上皮细胞转分化间存在一定的关系。研究结果表明D组肌原纤维细胞的特征性标志α-SMA的表达上调，而肾小管上皮细胞的特征性黏附因子E-cadherin

的表达下调，治疗组可逆转上述变化趋势，初步说明 ROCK 通路的激活使肾小管上皮细胞 E-cadherin 丧失，细胞间失去黏附作用，进入肾间质转分化为肌原纤维细胞；ROCK 抑制剂可能通过恢复上皮细胞的黏附特性部分阻止了 EMT 的发生。

ROCK1 与 ROCK2 有着不同的生理功能和作用，并且可以相互影响。但 ROCK1 和 ROCK2 间在肾脏的功能区别及其相互作用还不清楚。Ping Fu 等发现 ROCK1 敲除的 UUO 模型鼠与未敲除 ROCK1 的 UUO 模型鼠相比，肾脏纤维化程度并没有改善，且 ROCK1 敲除并没有导致 ROCK2 表达的变化，作者认为 ROCK1 和 ROCK2 的同时抑制对阻止肾纤维化是必要的。我们的研究结果显示，DM 组 ROCK1 表达显著增加，ROCK2 的表达也有所增加，但无统计学意义。治疗组 ROCK1 和 ROCK2 的水平均下降，说明 ROCK 对糖尿病肾间质病变的作用可能主要是通过 ROCK1 实现的，而法舒地尔能同时抑制 ROCK1 和 ROCK2。

11.1.6　研究结论

（1）糖尿病肾脏疾病中肾小管上皮细胞转分化与小管间质纤维化及肾功能异常具有相关性，肾小管上皮细胞转分化是糖尿病肾脏疾病小管间质纤维化的关键环节，可能是肾脏预后不良的关键因素之一。

（2）糖尿病肾脏疾病中肾小管上皮细胞在间质纤维化中起了至关重要的作用，肾小管上皮细胞通过分泌纤维化因子，促进自身的转分化，启动并推进间质纤维化的进程。

（3）糖尿病体内异常活化的 ROCK 信号通路可能参与了肾小管上皮细胞转分化和肾间质纤维化，ROCK 对糖尿病鼠肾间质病变的作用可能主要是通过 ROCK1 实现的。法舒地尔可能通过抑制 Rho 激酶活性，减轻糖尿病鼠 EMT 和肾间质纤维化。

11.2 法舒地尔抑制糖尿病鼠肾小管上皮细胞转分化的分子机制

11.2.1 研究背景

第一部分的研究显示,糖尿病肾脏疾病鼠体内 Rho / ROCK 信号通路出现异常活化,阻断 ROCK 信号通路可以部分阻止糖尿病鼠肾小管上皮细胞转分化。但是,ROCK 信号通路引起 EMT 发生的具体分子机制并未完全阐明探讨其具体分子机制,阻断其效用分子,减轻或阻断 EMT 的发生发展,可以为临床肾纤维化的防治提供新思路。

在组织发生中,上皮细胞与间质成纤维细胞具有同源性,在生理和病理条件下能够相互转换。原始间充质细胞通过相邻细胞间及细胞基底膜间的紧密连接,上皮细胞分化成肾小管上皮细胞,这种特定的细胞组合决定了细胞的极性、细胞骨架纤维的组合,所以肾小管上皮细胞属于极性很强的细胞。Aldo Ferrari 等的研究表明 Rho 信号通路参与了细胞极性的调控,他们发现 ROCK 介导的收缩性、紧密连接和通道促成了小管上皮细胞向顶端的转变及细胞极性的变化;Katalin Szaszi 等证明肾小管上皮细胞去极化导致 Rho/ROCK 介导的 MLC 磷酸化。

E-cadherin 是维持上皮细胞极性的重要成分,其胞质内段与 β-catenin 形成 E-cadherin/β-catenin 紧密连接复合体,锚定于肌动蛋白细胞骨架上,使得细胞间的接触更加紧密,并可限制细胞的活动能力和活动范围。我们知道 RhoA/ROCK 参与 EMT 是通过对肌动蛋白细胞骨架的直接作用,使细胞骨架重排和 α-SMA 启动因子活化,而 E-cadherin 介导的细胞间接触激活黏附连接处信号分子和受体信号途径并使肌动蛋白细胞骨架特异性组装。由此我们推测,在糖尿病患者体内 ROCK 是否可通过影响 E-cadherin/β-catenin 黏附连接复合体继而影响细胞极性使细胞骨架重排,从而导致 MET 的发生。但是,糖尿病患者体内 E-cadherin/β-catenin 连接复合体与 EMT 之间的相关关系的研究目前尚未见文献报道，ROCK 信号通路与细胞粘连和紧密连接的关系也存在分歧。于是，我们进一步探讨了法舒地尔阻止糖尿病 EMT 的分子机制，观察其对上皮细胞极性和黏附特性的影响。

有报道认为 Rho/ROCK 可以影响 TGF-β 的表达，TGF-β/Smad 信号通路激活后可导致上皮细胞连接机制的破坏，为了探讨 Rho/ROCK 通路是不是通过影响 TGF-β 通路进而导致细胞连接机制的破坏，我们进一步观察了抑制 Rho/ROCK 通路对 TGF-β 的影响。

11.2.2　研究材料

兔抗 β-catenin 抗体　　　　　美国 Bioworld Technology 公司
兔抗 TGF-β 抗体　　　　　　　美国 Sigma 公司
其他材料同第一部分

11.2.3　实验方法

（1）膜蛋白的抽提严格按照膜蛋白抽提试剂盒的步骤进行：

①按照常规方法进行组织样品的收集，用 PBS 清洗组织样品 2～3 次；将组织样品中的血块洗掉，于 4℃ 1000r/min 离心 5min。

②用 PBS 进行清洗后，离心去除 PBS，直接加入 1mL 的抽提试剂 A-MIX，4℃ 匀浆直到样品完全匀浆成匀浆液（时间为 60～120s）。为检查匀浆的效果，用吸管吸取 2～3μL 的匀浆液，放到显微镜下观察。如果有 70%～80% 的细胞已经破裂，则进行下一步实验。否则，重新匀浆 10～30s 直到细胞全部裂解。

③转移匀浆液到 1.5mL 离心管中。4℃,700g 离心 10min，收集上清，抛弃沉淀。

④转移上清到一个新的离心管中。4℃，1000g 离心 30min。

⑤收集上清（此即为胞质蛋白部分）。沉淀即为全细胞膜蛋白部分（既包括细胞膜部分，也包括细胞器膜部分）。

⑥用 500μL 的蛋白抽提试剂 D-MIX。冰上孵育 15min，然后，4℃，

10000g 离心 30min。收集上清，即得膜蛋白抽提溶液。

⑦保存蛋白溶液于 –70℃，以便进行下一步研究使用。如进行 SDS-PAGE 电泳实验时，加入试剂盒中所配备的 6* 样品缓冲液（吸取 100μL 的样品缓冲液加入 500μL 的蛋白溶液中），在沸水中煮 10min，放冷至室温后，即可上样。

（2）核蛋白的抽提严格按照核蛋白抽提试剂盒的步骤进行。

①按照常规方法进行组织样品的收集，用 PBS 清洗组织样品 2 ～ 3 次；将组织样品中所含有的血块洗掉。

②在组织样本中加入蛋白抽提试剂 A-MIX 800μL，置玻璃匀浆器冰上匀浆 30 ～ 50 次，时间约为 2min。冰水混合物中彻底匀浆（一般为 1min，中间每隔 20s 停顿 3s，匀浆转子中速）。

③将匀浆液转移至冷的离心管中，4℃，500g 离心 10min。弃去沉淀，收集上清。

④将匀浆上清液转移到离心管中，加入蛋白抽提试剂 A-1200μL。于旋涡混合器中震荡 20s，4℃，保持 10min。3000r/min，4℃离心 10min，弃上清。

⑤取蛋白抽提试剂 B-MIX 100μL 加入离心管中，于旋涡混合器中震荡 20s 中，4℃,保持 30min。14000r/min，4℃，离心 2min，上清转至新管中，为核蛋白，冷冻保存。

⑥ SDS-PAGE 电泳操作步骤

进行电泳前，取该提取物，加入 6×Loading Buffer，煮沸 10min。上样进行 SDS-PAGE 电泳。

（3）由上海英骏生物技术有限公司进行引物设计、上海生工生物工程技术服务有限公司进行引物合成，设计的引物序列见表 11-4。

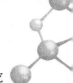

表 11-4　TGF-β1、beta-catenin、beta actin 引物序列

引物	引物序列	产物	退火温度
TGF-β1	正义链：CTTCAGCTCCACAGAGAAGAACTCC 反义链：CACGATCATGTTGGACAACTGCTCC	298bp	61℃
beta catenin	正义链：CCACGACTAGTTCAGCTGCTTGTAC 反义链：ACTGCACAAACAGTGGAATGGTATT	205bp	61℃
beta actin	正义链：AAGATGACCCAGATCATGTTTGAG 反义链：TAGATGGGCACAGTGTGGGTG	146bp	60℃

其余方法和步骤同第一部分。

11.2.4　研究结果

（1）免疫组织化学显示各组大鼠肾皮质内 β-catenin 表达及细胞内定位的变化。N 组大鼠 β-catenin 主要表达在肾小管上皮细胞膜，尤其以细胞连接处表达为主，D 组 β-catenin 则分散定位于肾小管上皮细胞质和细胞核内。F 组部分细胞膜表面获得 β-catenin 表达，在细胞粘连处表达增强，同时细胞核内的 β-catenin 表达减少。如图 11-26 ～图 11-28 所示。

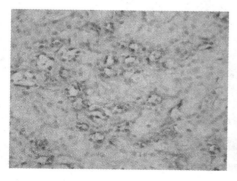

图 11-26　N 组

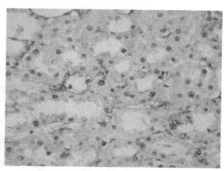

图 11-27　D 组

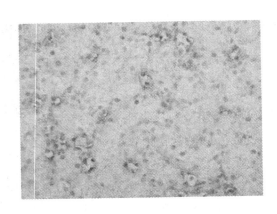

图 11-28 F组

（2）western blot 显示胞膜 β-catenin 蛋白的表达变化。与 N 组相比，D 组大鼠肾皮质内胞膜 β-catenin 的蛋白表达减弱；与 D 组相比，F 组胞膜 β-catenin 的蛋白表达增强，但未恢复到正常水平。如图 11-29、图 11-30 所示。

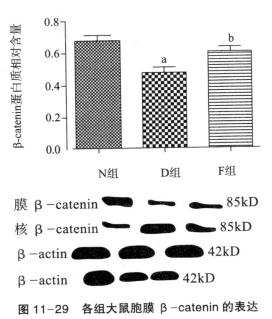

图 11-29 各组大鼠胞膜 β-catenin 的表达

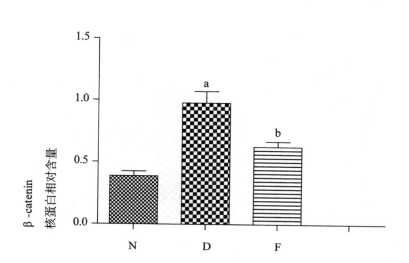

图 11-30 各组大鼠胞核 β-catenin 的表达

注：与 N 组比较，ap 小于 0.01；与 D 组比较，bp 小于 0.05。

（3）Real Time PCR 显示 TGF-β1、总 β-catenin mRNA 的表达变化

与 N 组相比，D 组大鼠肾皮质内 TGF-β1mRNA 表达增强；与 D 组相比，F 组 TGF-β1 mRNA 表达没有明显变化。与 N 组相比，D 组大鼠肾皮质内总 β-catenin mRNA 表达增强；与 D 组相比，F 组总 β-catenin mRNA 表达减弱，但未恢复到正常水平。如图 11-31、图 11-30 所示。

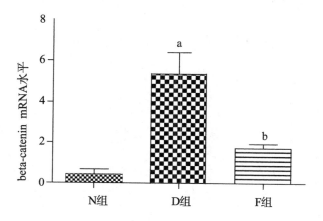

图 11-31 各组大鼠总 β-catenin mRNA 的表达

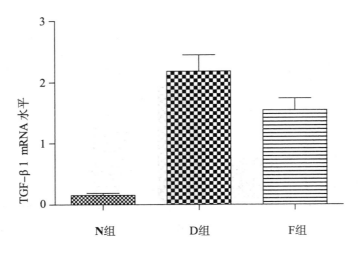

图 11-32　各组大鼠 TGF-β1 mRNA 的表达

注：与 N 组比较，ap 小于 0.01；与 D 组比较，bp 小于 0.01。

（4）总 β-catenin 荧光定量扩增曲线如图 11-33 所示。

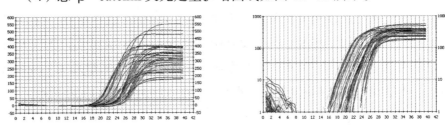

图 11-33　β-catenin 荧光定量扩增曲线

（5）TGF-β1 荧光定量扩增曲线如图 11-34 所示。

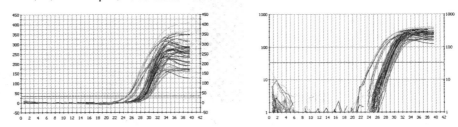

图 11-34　TGF-β1 荧光定量扩增曲线

11.2.5 讨论

当 β-catenin 在胞质中积累并转移至胞核时，E-cadherin/β-catenin 复合体解离，E-cadherin 失去黏附功能。而 β-catenin 在细胞内发挥 2 种作用：首先是一种细胞骨架蛋白，与 E-cadherin 形成 E-cadherin/β-catenin 连接复合体介导同型细胞间的黏附，维持正常上皮的极性和完整性；其次当 β-catenin 转位致胞浆胞核后可参与信号转导，促使 EMT 的发生。因此，β-catenin 作为上皮细胞连接复合体组成成分，其由胞膜到胞核的异位表达是 EMT 发生的关键步骤。我们的实验结果也显示，该复合物在糖尿病大鼠肾小管上皮细胞膜连接处表达下降甚至缺失，并且 β-catenin 胞膜蛋白表达下降，其总 mRNA 水平却增加，进一步说明 β-catenin 转移至胞浆并至胞核，而治疗后有所恢复。因此，我们认为，法舒地尔阻止 EMT 的机制可能与恢复肾小管上皮细胞的紧密连接复合体有关。许多研究亦证实，E-cadherin/β-catenin 复合物的改变及转位是上皮细胞转分化的关键步骤。Andras Masszi 等 [51] 研究提示，β-catenin 作为细胞连接的成分，是 TGF-β1 诱导 EMT 的关键调节因子，一旦上调和转位后可调控 EMT 中一系列关键蛋白的表达 。Youhua liu 等认为从某种程度上说，β-catenin 可充当总开关，整合多条通路中的信号输入，控制 EMT 相关蛋白的表达。β-catenin 是 Wnt 信号通路中的关键调节因子。我们的结果提示 ROCK 信号通路对 β-catenin 的调节作用，故推测 ROCK 信号通路和 Wnt 信号通路之间也许存在交互作用，这种推测需要在以后的实验研究中进一步去证实。

ROCK 信号通路与细胞粘连和紧密连接的关系存在分歧。有学者认为 RhoA 在 TGF-β 诱导的应力纤维和细胞骨架重塑中起着重要的作用，而在分裂细胞间粘连和紧密连接方面不起作用，但 Irith Reuters 等的体外实验证明，当基底膜蛋白层粘连蛋白 -1 与肾小管上皮细胞株 LLC-PK1 共存时，Rho 激酶抑制剂 Y-27632 显著地削弱了 LLC-PK1 细胞和基底膜的黏附，扩大了其迁移，由此说明 Rho 激酶对于维持非迁移性黏附特性的 LLC-PK1 细胞是必要的。Lingzhi Fan 等发现去除 Ca2+ 所致的细胞连接的破坏激活了 RhoA/Rho 激酶介导的 MLC 磷酸化及 SMA 启动因子的活化。该过程依赖于血清应答因子（SRF）和心肌素相关转录因子的核积聚。Tian 等的研究证实 ROCK 抑制剂 Y-27623 可抑制 TGF-β1 诱导的黏附连接复合物 β-catenin 向胞浆的转位及其磷酸化，以及紧密连接蛋白复合物的再分布。我们的研究结果与 Tian 等一致。我们分析产生上述分歧的原因可能是：在生理状态下 Rho 激酶可能起着维持非迁移性表型黏附特性的作用，但在病理状态下的异常激活却可能起着分裂细胞间粘连和紧密连接的作用。

TGF-β 是调节肾小管上皮细胞转分化最主要的信号通路，可概括为 Smad 依赖与非 Smad 依赖途径，Rho/ROCK 途径主要是非 Smad 依赖途径。我们知道 Rho 能被 TGF-β 信号通路激活并在 TGF-β 诱导肾小管上皮细胞转变为肌成纤维细胞中起核心作用，但有学者认为 TGF-β 调节 Rho/ROCK 活性有 2 种不同的模式：它诱导刺激早期 Rho/ROCK 迅速激活，然后在以后的阶段向下调节 Rho/ROCK，这两种调节模式对 TGF-β 诱导的 EMT 都是至关重要的。目前文献报道 Rho 对 TGF-β 的作用也存在正调控和负调控两种机制，即抑制 ROCK 通路可导致 TGF-β 和 CTGF 的下调，而 Rho/ROCK 通路本身也可以下调 TGF-β 信号通路。

Ping Fu 等发现 ROCK1 敲除的 UUO 模型鼠与未敲除 ROCK1 的 UUO 模型鼠相比，肾脏纤维化程度并没有改善，但在梗阻后的第五天即导致 TGF-β1 和 pSmad2/3 的表达增加，而梗阻后的第 10 天 TGF-β1 表达没有变化。我们的研究结果提示，治疗组抑制 Rho 激酶活性后 TGF-β1 表达没有变化，我们分析这可能和病程有关，并且 Rho 激酶激活后可能存在与 TGF-β 信号通路相对独立的作用机制。

11.2.6　研究结论

（1）ROCK 信号通路导致 EMT 的具体分子机制可能是使小管上皮细胞极性和黏附特性丧失。

（2）E-cadherin/β-catenin 复合物的改变及转位可能促成了糖尿病患者体内肾小管上皮细胞转分化的发生发展。

（3）法舒地尔可能通过抑制 Rho 激酶活性减轻糖尿病鼠 EMT 和肾间质纤维化，该作用可能与法舒地尔恢复肾小管上皮细胞的黏附特性与黏附连接复合体有关。

（4）抑制 ROCK 通路并没有导致 TGF-β 的下调，Rho 激酶激活后致上皮细胞极性和黏附特性的改变可能存在与 TGF-β 信号通路相对独立的作用机制。

11.3　盐酸贝尼地平对糖尿病鼠肾脏保护作用的机制探讨

11.3.1　研究背景

盐酸贝尼地平是一种可以同时作用于 L 型、T 型、N 型的 3 通道 CCB，药理研究证明，它阻滞 T 通道的作用强于 L 通道，从而使其具有良好的肾脏保护作用。有关 Rho 信号通路与肾间质纤维化和 EMT 的研究已经受到了国内外广大学者的高度重视。据报道，T 亚型钙通道（TCC）的阻滞可抑制 Rho 激酶活性，由此我们推测贝尼地平是否可以通过抑制 Rho 激酶活性发挥肾脏保护作用。我们以 1 型糖尿病鼠为模型，以 3 通道 CCB 盐酸贝尼地平进行干预，以 Rho 激酶抑制剂法舒地尔进行阳性对照，研究贝尼地平对糖尿病鼠肾脏 Rho 激酶活性和肾小管上皮细胞转分化的影响。

11.3.2　研究材料

180～200g 的 8 周龄雄性 Wistar 大鼠［SPF 级，武汉大学动物实

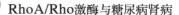

验中心提供；生产许可证号 SCXK（鄂）2003—0004，环境许可证号
SYXK（鄂）2004—0027]；兔抗 P−MYPT1（p853）、E−cadherin 抗体
（美国 Bioworld Technology），ROCK1 抗体（美国 santa cruz），兔抗
α−SMA（美国 Sigma），内参蛋白二抗（美国 santa cruz）；酶标二抗
（美国 Sigma）；STZ（美国 Sigma）；盐酸法舒地尔注射液（中国天津红
日药业，批号：070525）；盐酸贝尼地平片（日本协和发酵工业株式会
社，批号：119AFI）；抗兔/鼠通用型免疫组化试剂盒（丹麦 DAKO）；
总蛋白抽提液（中国上海星汉 DBI）；Real Time PCR Master Mix（日本
TOYOBO Biotech）；实时荧光定量 PCR 仪（美国 BIO RAD）；荧光定
量分析软件（Icycler version3.1.7050）。

11.3.3 研究方法

11.3.3.1 模型制备

54 只清洁级雄性 Wistar 大鼠，颗粒饲料标准鼠食，自由饮水，室温
20 ～ 25℃，相对湿度 40% ～ 70%，12h 光照昼夜循环。采用数字表法
将动物随机分为正常对照组（N 组 8 只）和糖尿病肾病造模组（$n=46$），
适应性喂养 1 周后，造模组以空腹 12h 后腹腔单剂量注射 STZ60mg/kg
（溶解在 10mmol/L 枸橼酸缓冲液中，pH4.5），72h 后连续 3 天尾静
脉检测血糖，以非禁食血糖大于等于 16.7mmol/L，尿量大于对照组的
50%，尿糖强阳性为成模标准，造模过程中死亡 3 只，并有 6 只未达到
成模标准。将 37 只造模成功的大鼠随机分为 3 组：糖尿病组（D 组 13
只），法舒地尔组（F 组 12 只），贝尼地平组（B 组 12 只），法舒地尔
按 10mg/kg/d 腹腔注射，贝尼地平溶于 0.3% 的羧甲基纤维素溶液中，以
3mg/kg/d 灌胃治疗。正常对照组同时给予枸橼酸缓冲液腹腔注射。治疗
3 个月后各组大鼠存活数量分别为：N 组 8 只，D 组 9 只，F 组 9 只，B
组 8 只，处死大鼠。

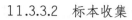

11.3.3.2 标本收集

处死前1天采用代谢笼收集24h尿量。处死当天动物采用无创尾动脉血压仪测尾动脉血压，并收集血标本。肾脏经生理盐水灌洗后，部分组织以10%中性甲醛固定，石蜡包埋，制成3μm厚切片，HE染色行组织病理学分析；其余组织于−70℃冰箱保存备用。

11.3.3.3 生化指标的检测

24h尿蛋白定量采用磺基水杨酸法测定；Scr采用苦味酸法检测；血糖由葡萄糖氧化酶法检测；NAG活性测定采用比色法。

11.3.3.4 免疫组织化学

石蜡切片常规脱蜡，微波热修复，3%过氧化氢溶液室温孵育15min，PBS（pH7.4）冲洗3次，每次5min。分别滴加兔抗p-MYPT1（1∶50）、α-SMA（1∶50）、E-cadherin（1∶100）抗体，4℃过夜，加HRP标记的ChemMateTMEnVision二抗室温下孵育45min。DAB显色，苏木素复染，脱水，透明，封片。

11.3.3.5 western blot

肾脏组织总蛋白的提取采用总蛋白抽提试剂盒。蛋白含量采用紫外分光光度法在280nm处进行浓度测定。取总蛋白30μg进行SDS-PAGE凝胶电泳后，转印蛋白质至硝酸纤维素膜上，用立春红染色观察转印效果，然后用含5%脱脂牛奶的TTBS4℃封闭2h，洗膜后分别加入兔抗大鼠P-MYPT1（1∶1000）、ROCK1（1∶400）、α-SMA（1∶400）、E-cadherin（1∶1000）、β-actin（1∶1000）进行杂交过夜。再用1:2000HRP标记的羊抗兔IgG进行二抗杂交，加入显色剂显色并曝光成像，扫描图像做计算机信号吸光度分析。

11.3.3.6 Real Time PCR

取各组大鼠肾皮质组织0.1g，TRIZOL法提取总RNA，DNase Ⅰ去除基因组DNA，行RNA反转录。cDNA的荧光定量PCR扩增反应

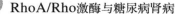

系统采用 SYBR Green，每个样品进行三孔平行反应，按操作程序进行。反应总体积为 30μL，反应条件为 95℃ 3min 预变性；然后 95℃ 20s，60℃ 20s，72℃ 30s 重复 35 次；72℃ 5min，在 55～95℃ 条件下作融合曲线，保存其循环域值（threshold cycle, CT）。以每例标本组织的目的片段与带内参片段的 CT 比值作为该标本的基因表达相对数值。ROCK1、beta actin 引物序列见表 11-5。

表 11-5 ROCK1、beta actin 引物序列

引物	引物序列	产物	退火温度
ROCK1	正义链：AAGAGAGTGATATTGAGCAGTTGCG 反义链：TTCCTCTATTTGGTACAGAAAGCCA	192bp	61℃
beta actin	正义链：AAGATGACCCAGATCATGTTTGAG 反义链：TAGATGGGCACAGTGTGGGTG	146bp	60℃

11.3.3.7　统计学处理

采用 SPSS 统计软件（14.0 版）进行数据分析。正态分布计量资料以 $0 \pm s$ 表示，组间比较采用单因素方差分析及 SNK 或 LSD 检验。非正态分布变量经自然对数转换为正态分布资料后进行分析，数据以中位数表示。p 小于 0.05 为差异有统计学意义。

11.3.4　研究结果

（1）各组大鼠 24h 尿蛋白（UTP/24h）、尿 NAG 活性、Ccr、Scr 及血压、血糖的变化。

大鼠喂养 12 周时，与 N 组比较，D 组大鼠 24h 尿蛋白、NAG 活性、Scr 升高（p 小于 0.05），Ccr 下降（p 小于 0.05）；与 D 组比较，F 组 24h 尿蛋白、NAG 活性、Scr 下降（$ph0.05$）。F 组和 B 组之间差异无统计学意义，见表 11-6。治疗组血压、血糖较病理组无明显变化，见表

11-7。

表 11-6　各组大鼠 UTP/24h、尿 NAG 酶、Ccr、Scr 改变

组别	鼠数	尿NAG（μ/L）	UTP/24h（mg/24h）	Scr（μmol/L）	Ccr（mL/min）
N	8	14.86 ± 4.79	5.62 ± 2.38	59.17 ± 7.87	4.92 ± 1.03
D	9	26.48 ± 6.49 ★	27.38 ± 7.13 ★	69.08 ± 5.03 ★	2.49 ± 0.66 ★
F	9	19.39 ± 3.57 △	20.43 ± 4.69 △	60.93 ± 7.76 #	3.05 ± 0.77 ★
B	8	21.08 ± 5.26 △	22.47 ± 3.1 △	61.24 ± 6.35 #	2.96 ± 0.83 ★

注：与 N 组相比，★ p 小于 0.01；与 D 组比较，△ p 小于 0.01；# p 小于 0.05。

表 11-7　各组大鼠血压血糖变化

组别	鼠数	血压（mmHg）	血糖（mmol/l）
N	8	86.37 ± 11.24	6.37 ± 0.85
D	9	87.72 ± 10.03	27.84 ± 4.56 ★
B	9	85.26 ± 12.45	28.91 ± 5.39
F	8	86.95 ± 10.27	26.91 ± 3.37

注：与 N 组相比，★ $p<0.01$。

（2）各组大鼠肾脏的病理改变：与 N 组大鼠相比，D 组肾小球系膜基质明显增生，细胞数增多，基底膜增厚，肾间质多个炎性细胞浸润，肾小管扩张和肾间质纤维化。F 组和 B 组肾小球系膜基质轻度增殖，肾间质炎性浸润和肾小管扩张明显减轻，有轻度纤维化。如图 11-35 所示。

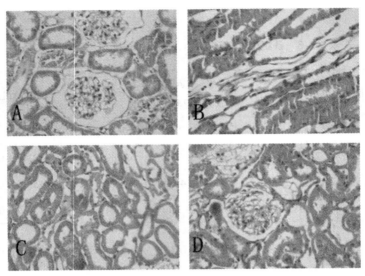

图11-35　各组大鼠肾间质病理改变（×400）

注：A、B、C、D分别为N组、D组、F组、B组的HE染色。A示正常肾小管，图片B示肾小管扩张变形、炎性浸润和肾间质纤维化，图片C和图片D示肾小管扩张变形、炎性浸润和肾间质纤维化程度明显减轻。

（3）免疫组织化学显示各组大鼠肾皮质内ROCK1、α-SMA、E-cadherin蛋白表达的变化。

ROCK1在N组肾小管上皮细胞有微量表达，D组肾小管上皮细胞表达增强，主要分布于扩张肾小管，F组和B组表达减弱；N组 α-SMA仅表达于肾小动脉平滑肌细胞，D组可见肾小管上皮细胞表达 α-SMA，以髓质区域表达为主，F组和D组肾小管上皮细胞未见表达；N组大鼠E-cadherin主要表达在肾小管上皮细胞膜，尤其以细胞连接处表达为主；D组肾小管上皮细胞膜表面E-cadherin胞膜表达缺失，F组和B组部分细胞膜表面获得E-cadherin表达，在细胞粘连处表达增强。如图11-36所示。

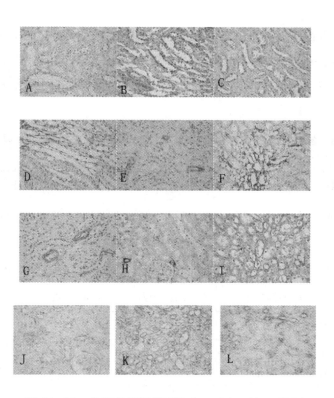

图 11-36　各组免疫组化表达（envision 法 ×400）

注：A、E、I 为 N 组，B、F、J 为 D 组，C、G、K 为 F 组，D、H、L 为 B 组；A、B、C、D 为 ROCK1 表达，E、F、G、H 为 α-SMA 表达，I、J、K、L 为 E-cadherin 表达。胞浆、胞膜、胞核棕黄色着色为阳性表达。图片 A 示 ROCK1 在肾小管上皮细胞少量阳性染色，图片 B 示 ROCK1 在肾小管上皮细胞广泛阳性染色，图片 C 和图片 D 示染色范围和程度较 B 减轻；图片 E 示 α-SMA 仅在肾小动脉平滑肌细胞上表达，图片 F 示 α-SMA 在肾小管上皮细胞表达，图片 G 和 H 示肾小管上皮细胞未见该表达；图片 I 示肾小管上皮细胞膜表达 E-cadherin，图片 J 示 E-cadherin 胞膜表达缺失，图片 K 和图片 L 示部分细胞膜表面获得 E-cadherin 表达。

（4）western blot 显示 P-MYPT1、ROCK1、α-SMA、E-cadherin 蛋白的表达变化。与 N 组相比，D 组大鼠肾皮质内 p-MYPT1、ROCK1、

α-SMA 蛋白表达增强，E-cadherin 的蛋白表达减弱；与 D 组相比，F
组和 B 组 p-MYPT1、ROCK1、α-SMA 蛋白表达减弱，E-cadherin 的
蛋白表达增强，但未恢复到正常水平。F 组与 B 组之间差异无统计学意
义。见表 11-8。

表 11-8　各组大鼠 P-MYPT1、ROCK1、α-SMA、E-cadherin 蛋白的表达

组别	鼠数	P-MYPT1	ROCK1	α-SMA	E-cadherin
N	8	0.87（072～0.95）	0.39（0.23～0.55）	0.11（0.06～0.18）	0.95±0.27
D	9	1.32（0.93～1.62）*	0.93（0.64～1.28）*	0.68（0.57～0.82）*	0.25±0.09*
F	9	0.86（0.73～1.25）△	0.62（0.51～0.8）△	0.14（0.08～0.19）△	0.45±0.11#
B	8	0.93（0.74～1.39）△	0.61（0.52～0.9）△	0.13（0.08～0.32）△	0.44±0.10#
F 值	7.37	20.94	125.26	28.15	—
P 值	小于 0.01	小于 0.01	小于 0.01	小于 0.05	—

注：与 N 组相比，*$p<0.01$；与 D 组相比，△$p<0.01$，#$p<0.05$。

（5）实时 PCR 显示 ROCK1 mRNA 的表达变化。与 N 组相比，D
组大鼠肾皮质内 ROCK1 mRNA 表达增强；与 D 组相比，F 组和 B 组
ROCK1 mRNA 表达减弱，但未恢复到正常水平。如图 11-37 所示。

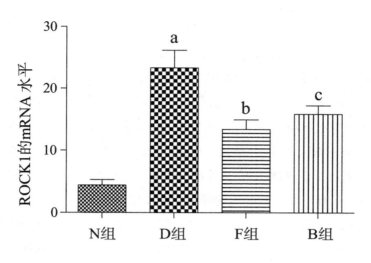

图 11-37　各组大鼠 ROCK1 mRNA 的表达

注：与 N 组比较，$^a p$ 小于 0.01；与 D 组比较，$^b p$ 小于 0.01；与 D 组比较，$^c p < 0.01$。

11.3.5　讨论

Rho 蛋白为小分子鸟苷酸结合蛋白，ROCK 是目前研究最广泛的 RhoA 下游信号分子。ROCK 接受 RhoA 传递的活化信号，直接作用于 MLC 或间接作用于肌球蛋白磷酸酶上的目标亚单位（MYPT1）来增加胞浆内 MLC 的磷酸化，控制细胞的黏附、趋化和收缩等生物学行为。MYPT1 磷酸化水平可作为 ROCK 功能活化的标志。法舒地尔是 ROCK 特异性抑制剂，通过与 ATP 竞争 ROCK 催化区的 ATP 结合位点，而抑制 ROCK 的活性。已发现的 ROCK 分为 ROCK1 和 ROCK2，肾组织中主要以 ROCK1 的形式存在。

近年研究认为，ROCK 信号通路在糖尿病时出现异常活化，并在糖尿病各种并发症的发病机制中发挥了重要作用，我们的结果也证实 12 周糖尿病鼠肾小管上皮细胞 ROCK 存在功能的活化，且 ROCK 对糖尿病肾

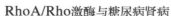
间质病变的作用是通过 ROCK1 实现的。进一步研究发现，12 周糖尿病鼠肾小管上皮细胞的标志性蛋白 E-cadherin 的表达下调，而肌原纤维细胞的特征性标志蛋白 α-SMA 的表达上调，说明 12 周糖尿病鼠肾脏已发生了 EMT。使用贝尼地平或法舒地尔之后，在未影响血糖血压的情况下，可明显抑制 NAG 酶活性，减少蛋白尿，降低 Scr 水平，P-MYPT1、ROCK1、α-SMA 的表达下调，而 E-cadherin 的表达上调，说明贝尼地平可能通过抑制 ROCK 的活性部分阻止了 EMT 的发生，贝尼地平对糖尿病肾病鼠具有非依赖降压的肾脏保护作用。

TCC 属低电压激活通道，主要存在于肾脏的出球小动脉和心脏的起搏细胞。贝尼地平通过对 TCC 的强烈阻滞作用，使肾小球入球小动脉和出球小动脉同时得到均衡扩张，有效地降低了肾血管阻力和肾内压。有证据表明，TCC 除了调节肾小球毛细血管压力，还具有多方面的非血流动力学作用。例如，调节 NF-κB 的活性抑制炎性反应的发生，促进醛固酮的分泌释放，改善心肾组织重构，抗氧化抗增殖效应；N Sugano 等发现在亚切除肾脏模型选择性 T 通道阻滞剂通过抑制 Rho 激酶活性，改善肾间质纤维化和肾小管上皮细胞转分化。我们的实验亦证明，在糖尿病肾病模型，3 通道阻滞剂贝尼地平可能通过抑制 Rho 激酶活性部分阻止肾小管上皮细胞转分化的发生。

我们推测贝尼地平抑制 Rho 激酶的机制可能与其对 TCC 的阻滞作用有关，这种推测需要在以后的实验中进一步深入研究。贝尼地平对糖尿病 EMT 发生发展过程中的重要地位还需要大量体内体外实验以及临床研究加以证实。

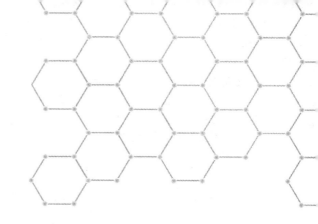

第12章　RhoA/Rho 激酶在糖尿病肾病中的临床研究

12.1　法舒地尔对早期糖尿病肾病氧化应激的影响

12.1.1　研究背景

糖尿病肾病是导致 ESRD 的主要原因，一旦患者出现显性蛋白尿和肾功能异常，常常很快发展至尿毒症，故糖尿病肾病重在早期诊断、早期治疗。有临床研究表明，Rho 激酶特异性抑制剂法舒地尔对糖尿病肾病有一定的保护作用，但没有对其保护作用的机制做进一步研究。氧化应激是糖尿病肾病重要的发病机制之一，α- 硫辛酸在临床上已证实具有较强的抗氧化效应，因此我们选取早期糖尿病肾病患者，以 α- 硫辛酸作为阳性对照，给予 Rho 激酶特异性抑制剂法舒地尔治疗，观察法舒地尔对氧化损伤敏感指标 8-OHdG 的影响，探讨法舒地尔对早期糖尿病肾病患者的影响和可能机制。

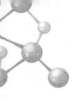

12.1.2　研究对象

12.1.2.1　研究对象与分组

选取咸宁市中心医院2013年1月—2014年6月门诊及住院的早期糖尿病肾病患者48例，其中男性22例，女性26例；年龄45～85岁，平均（66.34±8.08）岁；糖尿病病程8～18年，平均病程（14.75±7.46）年；体重指数24.38±5.76。采用随机数字表法将48例患者分为硫辛酸对照组（A组）和法舒地尔治疗组（B组），每组24例。2组临床资料差异无统计学意义，具有可比性（p大于0.05）。

12.1.2.2　研究对象纳入和排除标准

纳入标准：根据Mogenson分型诊断为糖尿病肾病3期：即UAER为30～300mg/24h。排除标准：高血压；原发性和除糖尿病以外的其他继发性肾脏疾病；近期发生过糖尿病急性并发症；合并感染、肿瘤、免疫系统或心血管、神经、消化、血液系统等严重原发病者。

12.1.3　研究方案

（1）治疗方案：对入选患者均给予糖尿病标准化治疗，严格控制血糖（可使用口服或胰岛素降糖）。A组：在上述常规治疗的基础上，加用α-硫辛酸注射液160mg加入生理盐水250mL，1次/天，静脉滴注。B组：在上述常规治疗的基础上，加用法舒地尔注射液60mg加入生理盐水100mL，2次/天，静脉滴注。治疗时间为14天，所有患者均具有良好的依从性。

（2）标本收集：治疗前和治疗结束后分别收集两组连续24h的尿液，离心5min（离心速度3000r/min），除去尿沉渣，放置于-70℃冰箱保存待测。测定同一批次。

（3）指标检测：血清Cysc和尿8-OHdG水平测定采用酶联免疫吸附法，UAER测定采用免疫比浊法，试剂盒由南京建成生物工程研究所提供。苦味酸法测定尿肌酐，8-OHdG 结果用尿肌酐校正（每毫克肌酐中 8-OHdG 含量）。具体操作严格按说明书进行。

（4）统计学方法：所有数据用均数 ± 标准差（$x \pm s$）表示，各组间比较采用方差分析，两变量相关分析采用 Spearman 相关分析，用 SPSS13.0 统计软件进行统计，P 小于 0.05 有统计学意义。

12.1.4　研究结果

（1）两组患者治疗前后血糖、血压、尿 mALB 和 8-OHdG、血清 Cysc 变化。

①血压血糖变化。两组患者治疗前和治疗后血糖和血压水平均正常，组内和组间比较差异均无统计学意义。

②尿 mALB 和 8-OHdG、血清 Cysc 变化。组内比较：结果显示，与治疗前相比，治疗后两组尿 mALB、8-OHdG 和血 mALB 水平均有明显下降；治疗前和治疗后组间比较：与 A 组相比，治疗前和治疗后 B 组尿 mALB、8-OHdG 和血 mALB 水平差异均无显著性。见表 12-1。

表 12-1　两组患者治疗前后尿 mALB、血清 Cysc 和尿 8-OHdG 变化

组别	ALB（mg/24h）		Cysc（mg/L）		24h尿8-OHdG（ng/mgCr）	
	治疗前	治疗后	治疗前	治疗后	治疗前	治疗后
A	275.46 ± 14.59	87.38 ± 12.21 △	8.28 ± 0.72	4.34 ± 0.31 ▲	28.28 ± 6.31	16.78 ± 4.92 ▲
B	264.22 ± 16.37	85.48 ± 11.49 △	8.34 ± 0.68	4.20 ± 0.29 ▲	27.34 ± 5.69	15.20 ± 2.68 ▲

注：组内比较，与治疗前比较，治疗后△P 小于 0.01；与治疗前比较，治疗后▲P 小于 0.05。

（2）尿 8-OHdG 与血清 Cysc、UAER 的相关性分析。

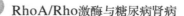

结果示尿 8-OHdG、血清 Cysc、UAER 均呈明显的正相关。（P 小于 0.05）见表 12-2。

表 12-2　尿 8-OHdG、血清 Cysc、UAER 的相关性分析

	UAER	Cysc
尿 8-OHdG	0.556[a]	0.458[a]
Cysc	0.701[a]	

注：[a]P 小于 0.05。

（3）不良反应。

法舒地尔组治疗后发生低血压 3 例，经调整法舒地尔剂量（30mg/d）后血压恢复正常，可继续配合治疗。硫辛酸对照组发生头胀 1 例，可自行缓解，并于治疗过程中自行消失。

12.1.5　讨论

高血糖诱导糖尿病患者发生氧化应激，肾脏是对氧化损伤较为敏感的器官。氧自由基的大量产生既可以直接损伤细胞功能，又可以活化多条信号转导途径，所以从多方面加速糖尿病肾病的进程。Pan H Z 和 Lee S H 等的研究发现，较单纯糖尿病组相比，糖尿病肾病组血清或者尿中 8-OHdG 含量明显增加。因为 Cysc 敏感性和准确性较血肌酐高，所以作为一种反映肾小球滤过功能的敏感和较为可靠的早期指标。我们的研究结果提示，血清 Cysc 的水平变化和尿 mALB 的水平变化呈正相关，且血、尿 8-OHdG 水平的变化和尿 mALB 的水平变化呈正相关，这和既往研究结论一致。

Rho 激酶调控肌动蛋白细胞骨架、细胞形态、迁移和增殖，具有十分广泛的生理功能。病理条件下，如高糖可以异常激活 Rho 激酶信号通路，介导肾脏损伤，因此该通路成为防治糖尿病肾病的新靶点。许多动物实验已经证实了抑制 Rho 激酶通路可以延缓糖尿病肾病的进展，

Manickam 等的研究发现 Rho 激酶通路激活 Poldip2/NOX4 来源的反应氧产物导致肾纤维化，Gojo A 等的实验证实糖尿病肾病鼠尿 8-OHdG 及尿白蛋白增加，而法舒地尔治疗 1 个月后尿 8-OHdG 及尿白蛋白均下降。我们的临床研究结果也发现，法舒地尔可以降低有效尿 8-OHDG、mALB 和血清 Cysc 水平。

α-硫辛酸由于其抗氧化作用已经用于临床上治疗糖尿病及其他慢性疾病，也有许多体内、体外及临床研究表明 α-硫辛酸通过抗氧化作用有效延缓各种糖尿病并发症。其抗氧化机制包括直接清除 ROS、螯合金属离子阻断其介导的氧化损伤和再生内源性抗氧化剂等。在本临床研究中，法舒地尔与硫辛酸组均可以降低有效尿 8-OHDG 水平，两组之间差异无显著性，进一步说明法舒地尔可以有效改善早期糖尿病肾病患者体内氧化应激水平，对糖尿病肾病起保护作用。法舒地尔减轻早期糖尿病肾病氧化应激的具体机制还需要进一步深入探讨。

12.2　法舒地尔对早期糖尿病肾病炎症因子的影响

12.2.1　*研究背景*

糖尿病肾病是一种以肾小球硬化为特征的继发性肾脏疾病，早期不易发现，当患者出现明显蛋白尿时，往往会在较短的时间内发展至尿毒症。长期以来对糖尿病肾病的治疗手段十分有限，主要是控制血糖、血压、血脂和 RAS 系统的阻断，往往疗效不理想。国外动物实验发现，Rho 激酶特异性抑制剂法舒地尔可以降低肾组织 CTGF 和 MCP-1 的表达，尚没有相关临床试验研究。在此研究基础之上，我们选取早期糖尿病肾病患者，给予法舒地尔治疗，观察法舒地尔对尿 CTGF 和 MCP-1 的影响，探讨法舒地尔对早期糖尿病肾病的作用及可能的机制。

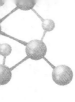

12.2.2 研究对象

选取武汉市第三医院及咸宁市中心医院肾内科 2012 年 7 月—2014 年 2 月门诊及住院的早期糖尿病肾病患者 82 例，其中男性 42 例，女性 40 例；年龄 40 ～ 85 岁，平均（67.25 ± 8.08）岁。研究对象纳入标准：符合世界卫生组织（WHO）糖尿病诊断标准（1999 年）；根据 Mogenson 分型诊断为早期糖尿病肾病，即糖尿病肾病 3 期；UAER 为 20 ～ 200μg/min 或尿微量白蛋白（mALB）30 ～ 300mg/24h；告知试验过程及可能出现的风险，表示知情并签署知情同意书。研究对象排除标准：糖尿病急性并发症、感染、结缔组织病、血液系统疾病及肝肾疾病。非糖尿病引起的肾病患者包括患有可引起尿白蛋白增加的其他疾病或合并心血管、消化、神经和血液等系统严重原发病患者；精神病患者；妊娠或哺乳期妇女；对本药过敏者；出现严重的副反应或调整治疗方案者。将 82 例患者随机分为阳性对照组（A 组）和法舒地尔治疗组（B 组）。两组临床资料具有可比性，差异无统计学意义（$P > 0.05$）。见表 12-3。

表 12-3 两组临床资料比较

组别	人数	性别		年龄	糖尿病病程	BMI
		男	女			
A	41	22	19	68.25 ± 6.92	14.25 ± 9.34	23.52 ± 5.31
B	41	20	21	65.37 ± 7.03	15.41 ± 8.29	24.27 ± 6.83

12.2.3 研究方案

（1）治疗方案：对入选患者均给予糖尿病健康知识教育，包括糖尿病知识教育、定量饮食控制、运动疗法等，制定糖尿病患者饮食食谱，给予优质蛋白质，0.8 g /（kg·d），合并高血压、水肿患者每日食盐小于 5g。严格控制血糖（一般要求患者使用胰岛素降糖，也可根据患者具体情况选用口服药物），使所有入选患者血糖控制到良好水平。同时给予降压，把血压控制在理想水平即 80～85mmHg/120～130mmHg。阳性对照组（A组）：在上述常规治疗的基础上，加用盐酸贝那普利 10mg/片，10mg/次，1次/天。法舒地尔治疗组（B组）：在阳性对照组治疗基础上加用法舒地尔注射液 60mg，加入 5% 的葡萄糖注射液静脉滴注，每日 2 次。治疗时间为 14 天，所有患者均具有良好的依从性。

（2）标本收集：法舒地尔治疗前和治疗结束后收集两组连续 24h 的尿液，以 3000r/min 速度离心 5min，除去尿沉渣，置于 −70℃冰箱内保存待测。同一批次测定，所有标本冻融次数小于等于 1。

（3）指标检测：采用双抗体夹心酶联免疫吸附法测定尿 CTGF、尿 MCP-1，试剂盒由上海达为科生物科技有限公司提供。采用免疫比浊法测定尿 mALB，仪器使用 7180A 全自动生化分析仪（日立公司，日本），具体操作严格按说明书进行。

（4）统计学方法：所有数据用均数 ± 标准差（$x \pm s$）表示，各组间比较采用方差分析，两变量相关分析采用 Spearman 相关分析，用 SPSS13.0 统计软件进行统计，p 小于 0.05 有统计学意义。

12.2.4 结果

（1）两组患者治疗前后血压、血糖的变化见表 12-4。组内比较：结果示两组治疗前后血糖、血压均无明显变化；组间比较：两组治疗前后血糖、血压也无显著差异。

表 12-4 两组患者治疗前后血压、血糖的变化

组别	人数	血压（mmHg）		血糖（mmol/L）	
		治疗前	治疗后	治疗前	治疗后
A	41	88.37 ± 11.24	86.29 ± 7.45	6.37 ± 0.85	5.26 ± 0.73
B	41	87.52 ± 9.34	84.32 ± 8.26	6.23 ± 0.61	5.11 ± 0.44

（2）两组患者治疗前后 mALB、CTGF、MCP-1 变化见表 12-5。组内比较：结果显示，与治疗前相比，治疗后两组尿 mALB、CTGF、MCP-1 均有明显下降（p 小于 0.05）；治疗前组间比较：结果显示，与 A 组相比，B 组尿 mALB、CTGF、MCP-1 差异无显著性；治疗后组间比较：结果显示，与 A 组相比，B 组尿 mALB、CTGF、MCP-1 差异有显著性（p 小于 0.01）。

表 12-5　两组患者治疗前后 mALB、CTGF 的变化

组别	mALB（mg/24h）		CTGF（ng/mL）		MCP-1（pg/mL）	
	治疗前	治疗后	治疗前	治疗后	治疗前	治疗后
A	286.37 ± 11.24	89.86 ± 4.79 △	420.8 ± 27.56	225.2 ± 72.63 △	8.12 ± 1.08	4.36 ± 0.96 △
B	292.22 ± 16.37	44.48 ± 6.49 △ ★	397.4 ± 25.37	120.8 ± 67.36 △ ★	8.35 ± 1.21	2.71 ± 0.49 △ ★

注：组内比较，与治疗前相比，治疗后△p 小于 0.05；组间比较，与 A 组相比，B 组★小于 0.01。

（3）两组患者治疗前后 mALB、CTGF、MCP-1 的相关性分析见表 12-6。结果显示治疗前和治疗后 mALB 与 CTGF、MCP-1 均呈明显的正相关。

表 12-6　两组患者治疗前后 mALB、CTGF、MCP-1 的相关性分析

组别	CTGF（ng/mL）		MCP-1（pg/mL）	
	治疗前	治疗后	治疗前	治疗后
mALB（mg/24h）	0.556[a]	0.458[a]	0.697[a]	0.559[a]

注：[a]p 小于 0.05。

12.2.5　讨论

目前糖尿病肾病的发病机制并未十分明确，一般认为是多种因素共

同作用的结果，包括各种炎性因子、细胞因子和转化因子的激活，最终导致肾小球硬化和肾间质纤维化。TGF-β1是公认的致肾纤维化因子，研究发现，尿和血清中 TGF-β1 的变化可监测糖尿病肾病的进展，但是该因子在多种组织广泛表达，且其生物学作用复杂，故其水平变化不能完全反映肾脏病变程度。CTGF 是 TGF-β1 的下游因子，其表达及生物学作用相对单一。尿中 CTGF 的水平和肾脏局部分泌的 CTGF 水平一致。在肾脏病理改变轻微、蛋白尿尚可控制的糖尿病肾病早期，肾组织 CTGF 的表达即较正常明显增加。Nguyen T Q 等大型横向研究发现，尿 CTGF 与尿白蛋白、GFR 具有显著相关性。MCP-1 是趋化因子超家族的成员之一，对单核细胞具有特异趋化功能，参与单核巨噬细胞的浸润。高血糖可直接刺激肾脏 MCP-1 的表达增加，促使单核巨噬细胞在肾脏局部浸润，单核巨噬细胞的炎症效应是糖尿病肾病持续发展的关键因素，寻找针对巨噬细胞浸润、增殖及活化的药物成为糖尿病肾病治疗的可能途径。MCP-1 还可刺激肾脏固有细胞分泌 TGF-β，进一步导致肾硬化和纤维化。S Giunti 等研究发现，在体内和体外实验中，MCP-1 均有促肾脏硬化的特性，且 MCP-1 诱导的纤维连接蛋白的产生依赖于 TGF-β 的水平。因此抑制肾脏局部 CTGF 和 MCP-1 的表达，可能成为防治糖尿病肾病的重要靶点之一。我们的研究结果发现，尿白蛋白的水平变化与 CTGF 和 MCP-1 水平变化呈正相关，提示监测糖尿病患者尿 CTGF 和 MCP-1 的含量，可作为判断糖尿病肾病进展的早期敏感指标，这与前人的大量研究结果一致。

近年来，RhoA/Rho 激酶信号通路是糖尿病的研究热点，该通路在糖尿病时出现异常活化，并在糖尿病肾病的发病机制中发挥了重要作用，Rho 激酶的经典底物是 MLC 和 MLCP，通过磷酸化作用使胞浆内磷酸化 MLC 水平上升，从而调控细胞骨架。Rho 激酶活化后引起细胞骨架重构、应力纤维形成，Rho 激酶通路在 TGF-β1 诱导肾小管上皮细胞转变为肌成纤维细胞的过程中可能起核心作用，并且抑制 Rho 激酶的活性，可以有效降低肾脏局部 CTGF 和 MCP-1 的表达，从而减轻糖尿病肾脏局部炎症损伤以及肾纤维化。我们之前的动物实验已经证实了法舒地尔可能通过抑制 Rho 激酶活性减轻糖尿病鼠肾小管上皮细胞转分化和肾间质纤维化。目前 Rho 激酶抑制剂法舒地尔已经应用于糖尿病患者合并心绞痛、心肌梗死以及周围神经病变的临床疗效观察，并取得了较好的效果。本研究结果发现，法舒地尔与 RAS 系统阻断剂贝那普利均可有效降低早期糖尿病肾病患者的尿白蛋白、CTGF 和 MCP-1 水平，而且与单用贝那普利组相比，法舒地尔联合贝那普利治疗组可以更显著地降低尿白蛋白的水平，而血糖血压水平变化没有明显差异，说明 Rho 激酶抑制剂有独立于 RAS 系统阻断的肾脏保护作用，且其作用与血糖血压没有关系。我们分析法舒地尔降低尿蛋白保护肾脏的作用机制可能与降低肾组织 CTGF 和 MCP-1 的水平有关。

本次临床研究由于实际原因没有开展肾组织活检，所以对于法舒地尔降低早期糖尿病肾病患者尿 CTGF 和 MCP-1 的具体机制还需要进一步深入探讨。

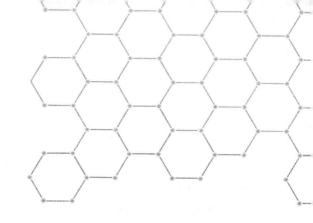

第 13 章　Rho 激酶抑制剂概述

　　Rho 激酶是糖尿病肾病进展以及糖尿病视网膜病变、神经病变和心血管疾病的重要调节因子。随着特异性 Rho 激酶抑制剂（法舒地尔和 Y-27632）的开发，对 Rho 激酶抑制剂的研究引起了人们的极大兴趣，并正在逐步扩展。当然，现在迫切需要对新的口服化合物进行长期研究，以评估 Rho 激酶抑制剂的安全性。

13.1　Rho 激酶抑制剂的设计思路

　　Rho 激酶与 ATP 的结合类似一个口袋形结构，存在 A 区，D 区和 F 区 3 个结合点位。口袋的底部为疏水性很强的 A 区，其平滑的结构与 ATP 的嘌呤基团通过牢固的氢键相结合。F 区是能容纳 ATP 分子上的戊糖环的疏水结构。位于酶分子表面的 D 区结构特点是自由度比较大，含有 5 个能够与 ATP 结合的特异性位点，ATP 的焦磷酸尾端能够在此区域移动，将附近的苏氨酸、丝氨酸磷酸化，于是 Rho 激酶被激活。

　　在未被活化时，Rho 激酶的活性位点没有被暴露，对外不显示活性。当 ATP 使 Rho 激酶磷酸化形成 Rho-GTP 后，Rho 激酶的空间构型被改变，活性位点被裸露，因此抑制 Rho 激活最直接的办法就是抑制 Rho-GTP 的形成或者阻止 Rho 激酶与 ATP 的结合。我们需要充分研究 Rho

激酶与 ATP 结合的具体点位和具体的结合方式，并设计出更易与 Rho 激酶结合的分子结构，这些分子的空间构象应该与 ATP 类似，从而能够占据 Rho 激酶与 ATP 的结合位点。此类物质就具备抑制 Rho 激酶的作用，可以成为 Rho 激酶抑制剂。

13.2　Rho 激酶抑制剂的种类

迄今为止，日本对于 Rho 激酶抑制剂的研究比较全面和深入。目前开发的 Rho 激酶抑制剂分子量基本上都比较小，属于小分子 Rho 激酶抑制剂。根据其基本化学结构可分为 4 类：异喹啉类、4- 氨基吡啶类、吲唑类及酰胺和脲类。

13.2.1　异喹啉类

异喹啉类是最常见的。异喹啉类的结构特点关键在于与砜基相连的异喹啉和高哌嗪环基团。此类药物最具代表性的是目前在临床上已经运用于心血管疾病的法舒地尔，法舒地尔根据 Rho 激酶的结构特点，也具备 A 区、D 区和 F 区。A 区含有的异喹啉与嘌呤结构相似，喹啉环中的氮能够与酶结合位点 NH 进行氢键结合；F 区即两边连接羟基的砜基，与 Rho 激酶对应 ATP 戊糖环结合部位的 F 区结合；D 区的结合位点及作用有利于探索不同抑制活性的药物。也就是说，在现有法舒地尔的结构基础上进行一定的结构修饰，有可能增添异喹啉类 Rho 激酶抑制剂的品种与可选择性。比如，有一种异喹啉衍生物 H-1152P 是在法舒地尔的基础上优化的。法舒地尔是目前被用来作为参比药物进行体内体外实验研究得最多的一种药物，本书将在后面的小节中详细叙述法舒地尔的药效和特点。

13.2.2　4- 氨基吡啶类

这类 Rho 激酶抑制剂含有一个 4-氨基吡啶的母核，通过竞争性结合 ATP 结合口袋产生抑制效应。其中的杰出代表是 Y-27632。Y-27632 是广泛应用于生物学和药理学研究的小分子特异性抑制剂，包括 ROCK1（Ki=140nM）和 ROCK2（IC50=800nM），同时在更高浓度下也抑制其他丝氨酸/苏氨酸激酶，包括 PRK2、PKA、PKC、PKG 和柠檬酸激酶。其 IC50 为 600 nM。 Y-27632 可以阻止人胚胎干细胞（hES）因分离诱导的细胞凋亡，在不影响 hES 的自我更新或者多潜能特性的前提下，改善分离的 hES 细胞的存活率和克隆效率。Y-27632 还可以松弛平滑肌和抑制前列腺平滑肌细胞的增殖。通过改造其结构可以得到对 Rho 激酶的亲和力很高的 Y-30141，Y30141 比其他同类 Rho 激酶制剂的抑制活性高出 10 倍以上。同时 Y-27632 优化产生了一种更有效的 ROCK 抑制剂 Y-39983，它有利于治疗青光眼。

13.2.3 吲唑类、酰胺和脲类

第 3 类为吲唑类。吲唑类的核心骨架为 5- 烷氧基 H 或 5 氨基，第四类为酰胺和脲类。 在这 2 类物质基础上进行改造和修饰也可以得到多种有效的 Rho 激酶抑制剂。目前对于这 2 类结构报道的文献相对较少，相关的体内体外研究也很少。但是其特殊的结构将有助于开辟出一类全新结构的 Rho 激酶抑制剂。

13.3 法舒地尔的临床研究数据

13.3.1 药效学

盐酸法舒地尔本质上也属于钙离子拮抗剂，但它的作用机制不同于传统 CCB，通过将导管插入平均直径 50m 的大鼠大脑小动脉进行研究。当增加法舒地尔的浓度时，法舒地尔诱导的血管舒张呈现剂量依赖型，最大血管直径增加率为 73.9% ± 5.1%。法舒地尔的最大血管扩张程度明显大于传统钙离子阻滞剂，如地尔硫䓬、维拉帕米、硝苯地平和尼莫地

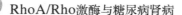

平。血栓素 A2（10^{-9} ～ 10^{-5}mol/L）诱导的血管收缩对分子内钙的依赖很强，可以通过 10^{-4}M 法舒地尔完全抑制，然而维拉帕米和尼莫地平在最大血管扩张作用的某个浓度（分别为 10^{-5} mol/L 和 10^{-7}mol/L）只能部分抑制血管舒张。这些结论说明了法舒地尔对血管扩张的作用要优于传统钙离子阻滞剂。用平均直径 50μm 的大鼠颅内实质体动脉进行法舒地尔（HA1077）的离体脑微循环试验，当血管达到自发张力后，HA1077 能引起浓度依赖性的扩血管作用，浓度为 10^{-4}mol/L 时，血管直径最大增加值为 73.9% ± 5.1%（平均数 ±SEM，n=5），ED 为 $1.00 × 10$mol/L。其最大扩血管作用明显强于一般 CCB 地尔硫草、异搏定、硝苯定和尼莫地平约 50%。与细胞内钙离子密切相关的 TXA2 衍生物 10^{-9} ～ 10^{-5}mol/L 引起的血管收缩反应能被 10-4MHA1077 完全抑制，但异搏定和尼莫地平在具扩血管作用的最高浓度 10^{-5}mol/L 和 10^{-7}mol/L 时仅能部分抑制此收缩反应。因此，HA1077 对脑微循环的作用强于一般 CCB。

盐酸法舒地尔 10^{-7}mol/L、$3 × 10^{-7}$、10^{-6}mol/L 和 $3 × 10^{-6}$ mol/L 能使 $CaCl_2$ 引起的家兔主动脉环收缩张力剂量依赖性减小；10^{-6} mol/L 和 $3 × 10^{-6}$mol/L 同时能使 PHE（苯丙氨酸）引起的家兔主动脉环收缩张力剂量依赖性地减小，尼莫地平对 PHE 引起的家兔主动脉环收缩张力无明显变化。静脉注射盐酸法舒地尔 3mg/kg 和 9mg/kg 能使脑微栓塞大鼠的行为级数明显减小；1mg/kg、3mg/kg 和 9mg/kg 能明显减小脑梗死面积，且与剂量呈依赖关系，与尼莫地平的作用相当；盐酸法舒地尔 9mg/kg 对大鼠脑组织水分也具有明显的降低作用。静脉注射盐酸法舒地尔 1mg/kg、3mg/kg、9mg/kg 分别能使试验性蛛网膜下腔出血大鼠局部脑血流量在所观察的 1h 内有不同程度的明显回升，且 9mg/kg 组与尼莫地平组的作用相当。试验表明，盐酸法舒地尔具有明显的扩张血管作用，能缓解由于蛛网膜下腔出血所引起的脑血管痉挛。

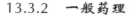

13.3.2　一般药理

对法舒地尔作用于小鼠之后进行一般行为活动观察。小鼠静脉注射法舒地尔 1mg/kg、3mg/kg 和 9mg/kg 后，对小鼠的自主活动无明显影响，与空白组相比，P 值均大于 0.05。用电磁流量计测定 HA1077 对狗的 4 种血管床中血流的影响。当静脉注射 $0.01 \sim 0.3$mg/kg 时，HA1077 引起剂量依赖性地降低平均血压（MBP）、增加椎骨血流量（VBF）、冠流量（CBF）、肾血流量（RBF）和股血流量（FBF）。血流动力学表明静脉滴注 HA1077（0.01mg /（kg·min）和 0.033mg/（kg·min）剂量依赖性降低外周血管阻力，并增加心排血量，而对右心房压或心室每分工作量无明显影响。

13.3.3　急性毒性

应用小鼠进行急性毒性试验表明，静脉注射盐酸法舒地尔原料药 LD50 为 69.5mg/kg（95% 可信限为 $64.9 \sim 74.4$mg/kg）。口服灌胃盐酸法舒地尔原料药 LD50 为 256.0mg/kg（95% 可信限为 $223.9 \sim 292.7$mg/kg）。静脉注射或口服灌胃给予盐酸法舒地尔原料药后，小鼠中毒症状为自主活动减少，心率和呼吸频率加快，眼睑下垂；部分小鼠出现惊厥，竖尾，四肢、耳席和尾部发红；部分小鼠于注射后数 min 内或灌胃后 30min 内出现震颤、惊厥后死亡，尸检死亡小鼠可见肺脏充血，其他各组织脏器未见明显异常变化。存活小鼠经观察 7 日内行为活动、进食饮水和体重增长等均正常。

13.4　Rho 激酶抑制剂在临床上的应用现状

Rho 激酶参与广范围的心脑血管疾病的发病过程，Rho 激酶抑制剂在临床上已经运用于治疗心脑血管疾病，并具有广泛的药理学作用。更为重要的是法舒地尔的临床试验显示了治疗的有效性和安全性。然而，仍需要进一步仔细地研究，以确认 Rho 激酶抑制剂治疗心脑血管疾病的潜在重要性。

　　Rho 激酶抑制剂显然可以有效治疗由于平滑肌细胞高度收缩的疾病，包括脑血管痉挛、冠状动脉痉挛、高血压、肺动脉高压以及和血管痉挛相关的猝死。它们还可以治疗动脉粥样硬化引起的心血管疾病，包括心绞痛、心肌梗死、再狭窄、脑卒中、高血压血管病、心衰、心脏移植性血管病、静脉移植病等。它们还可能治疗平滑肌细胞高度反应性的疾病，包括支气管哮喘和青光眼。最近的研究显示它们还可能治疗骨质疏松、勃起障碍和肿瘤。Rho 激酶抑制剂的临床使用仍有待进一步全面阐明。Rho 激酶抑制剂显示了广阔的药理学作用，涵盖目前许多心血管疾病临床使用的药物（除了他汀类药物）的降脂作用（图 13-1）。基于其独特的药理学作用，Rho 激酶抑制剂应该包容许多常用心血管药物药理学效果，包括他汀类药物，ACEI，CCB，硝酸盐，β - 阻滞剂以及凝血酶，5- 羟色胺和内皮素阻滞剂。例外之一是他汀类药物的降脂作用，见图 13-2。

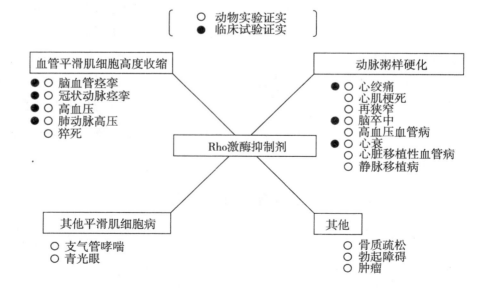

图 13-1　Rho 激酶抑制剂的治疗靶点

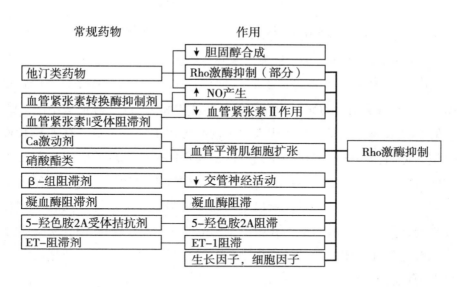

常规药物　　　　　　　作用

图 13-2　Rho 激酶抑制剂广泛的药理学特性

13.5　Rho 激酶抑制剂研究展望

虽然法舒地尔是目前唯一临床应用的 Rho 激酶抑制剂，一些其他 Rho 激酶抑制剂也正在研究之中。特别是国外已经开发出许多 Rho 激酶抑制剂并应用于实验或临床研究。Sovesudil（PHP-201）hydrochloride 是一种有效的、ATP 竞争性局部作用 ROCK 抑制剂，对 ROCK1 和 ROCK2 的 IC50 分别为 3.7nmol/L 和 2.3nmol/L。Sovesudil hydrochloride 可降低眼压而不引起充血。PT-262 是一种有效的 ROCK 抑制剂，IC50 值约为 5 μmol/L。PT-262 诱导线粒体膜电位的丧失并提高 caspase-3 的激活和细胞凋亡，通过 p53 独立途径抑制 ERK 和 CDC2 磷酸化，阻断细胞骨架功能和细胞迁移，并具有抗癌活性。WF-536 也是一种 ROCK 抑制剂，具有口服活性，该抑制剂具有肿瘤抗转移活性，可用于癌症研究。Ripasudil free base（K-115 free base）能够抑制 ROCK2 和 ROCK1 的活性，IC50 值分别为 19nmol/L 和 51nmol/L。Verosudil（AR-12286）对

ROCK1 和 ROCK2 的 IC50 分别为 2nmol/L 和 2nmol/L。AR–12286 主要通过增加眼房水通过小梁网流出来降低眼压。

虽然 ROCK 1 和 ROCK 2 是高度同源性达 90% 的激酶，都涉及 RhoA/Rho 激酶信号通路，但它们的目标底物和生理 / 病理活性不同。已有的 ROCK 抑制剂都是作用于催化结构域的 ATP 结合位点，有关 ROCK 亚型的抑制作用的研究比较少。所以上述抑制剂的药理学作用基本上是靶向 ATP 依赖性激酶结构域，并且在 ROCK1 和 ROCK2 方面具有同等作用，具有非选择性特点，所以迫切需要更强效、更具选择性的 ROCK 抑制剂来实现有效的治疗，并将不良影响降至最低。如果 Rho 激酶抑制剂能够选择性地靶向两种异构体中的一种或另一种，这样的抑制剂应该更有治疗前景。

尽管 ROCK1 和 ROCK2 的激酶结构域之间的同源性为 90%，但这两种蛋白质的 N- 末端二聚结构域之间的同源率仅为 60%。因此，可以开发二聚体破坏肽，并用于选择性靶向这两种异构体的二聚体结构区，可能有助于开发选择性 Rho 激酶抑制剂。ROCK 1 在 Ser1333 和 ROCK2 在 Ser1366 的自磷酸化是激酶激活所必需的。ROCK2 疏水基序中的 Thr405 和 N 端延伸中的 Asp39 之间的相互作用对激酶激活和二聚化都是必不可少的。这为预防 ROCK 亚型二聚化和激酶活性的肽的开发提供了进一步的理论支持。

令人鼓舞的是，SLx–2119 ROCK2 特异性抑制剂最近被开发出来。SLx–2119 是 ROCK2 的抑制剂，比对 ROCK1 的选择性大 200 倍（IC_{50} 分别为 105nmol/L 和 24μmol/L）。SLx–2119（40μmol/L）诱导 PASMC 中 Tsp–1 和 CTGF mRNA 水平的显著下调。在体内，SLx–2119（KD–025）（100200 或 300mg/kg，ip）剂量依赖性地减少短暂的大脑中动脉闭塞后的梗死体积。目前已经用 ROCK2 抑制剂 KD025（以前称为 SLX–2119）进行了广泛的研究。放射酶测定证实，KD025 选择性抑制 ROCK2 活性（IC_{50}=105nmol/L），而对 ROCK1 的影响最小（IC_{50}=24μmol/

L）。在 db/db 小鼠的肾皮质中，ROCK2 活性升高，SLX-2119 对其活性的抑制显著减轻了糖尿病小鼠中蛋白尿的增加、改善了其组织学异常。Rezurock 是 FDA 批准的首款新型口服选择性 ROCK 抑制剂，ROCK2 介导的信号通路在调节炎症和纤维化反应中具有重要作用。此外，一些技术如用靶向 ROCK2 亚型的 mRNA 转染肾细胞，已经提供了关于 ROCK2 亚基特异性的有价值的信息。例如，ROCK2 缺失内皮的特征是黏附分子和炎性细胞因子显著减少，同时单核细胞募集减少。运用 ROCK2 特异性抑制剂让人们认识到了 ROCK2 对心血管病理的重要性。研究表明，在大型血管中，ROCK2 通过减弱巨噬细胞中过氧化物酶体增殖物激活的受体介导的反向胆固醇转运来促进细胞形成。此外，ROCK2 通过与血清反应因子和 ERK 的相互作用调节心肌细胞肥大和凋亡。这些观察结果加上其他人的工作，使人们越来越认识到 ROCK2 是心血管并发症的决定因素。

虽然还没有开发出 ROCK1 的特异性抑制剂，但研究人员已经开始在啮齿类动物中使用药理学和基因靶向方法研究 ROCK 亚型在肾脏和其他组织中诱导糖尿病血管并发症的具体作用。在小鼠肾脏中检测到 ROCK1 和 ROCK2，然而，每种同种型的详细细胞分布和功能尚不清楚。为了解析 ROCK 亚型在体内体外肾脏生物学中的作用，通过细胞特异性方法靶向 ROCK1 基因。肾脏足细胞暴露于高糖导致 ROCK1 活性显著升高，表明 ROCK1 在糖尿病肾脏足细胞病中的潜在作用。从机制上讲，ROCK1 通过磷酸化丝氨酸残基 600 处的 Drpl 来调节线粒体分裂。此外，肾小球内皮细胞 ROCK1 可能导致糖尿病肾病中紧密连接的丧失和蛋白尿，并被证明可以调节 EMT，这些令人兴奋的数据表明，ROCK1 参与了糖尿病肾病早期高血糖诱导的裂隙膜异常功能。当然，这还需要进一步的机制研究，以验证 ROCK1 在糖尿病肾病进展阶段的作用。就同种型特异性而言，靶向 ROCK1 或 ROCK2 的策略可能是一个有前景的选择。然而，是抑制每种 ROCK 亚型更好，还是同时抑制两者更好仍有争

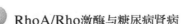

议。需要条件基因靶向和诱导型转基因来剖析 Rho 激酶在体内体外肾脏生物学中的不同作用，并确定 ROCK 亚型抑制剂是不是一种临床上有前景的糖尿病肾病的治疗方法。

总之，ROCK 抑制剂已显示出作为多种人类疾病的治疗靶点的前景，几种小分子抑制剂正在开发中。对于某些疾病，如青光眼，ROCK 异构体选择性是不需要的，并且对于这种局部应用，该化合物可以容易地直接给药至靶器官。然而，ROCK 的系统性抑制会产生副作用，如血压下降，如果在给药的情况下风险大于益处，则必须仔细评估。尽管 ROCK 普遍表达，但未来对同种型选择性 ROCK 抑制剂的研究是有道理的。越来越多的证据表明，ROCK1 和 ROCK2 在不同的组织类型中都有不同的表达水平和独特的相互作用，这表明这些功能差异可能具有治疗益处。然而，需要进一步的研究来阐明这两种亚型在疾病背景下，特别是在它们的天然体内环境中的调节网络。这项任务可以通过 siRNA 技术的最新进展来实现，该技术允许靶向特定器官或细胞，最终这不仅有助于更深入地了解每种异构体在许多人类疾病的病理生理学中的相对重要性，还将有助于下一代有效的 ROCK 抑制剂通过靶向每一种异构体来避免不必要的全身副作用。

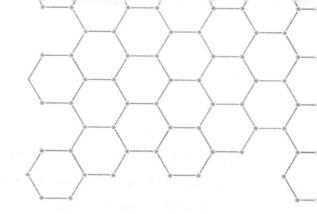

参考文献

[1] DENZER C，KARGES B，NÄKE A，et al. Subclinical hypothyroidism and dyslipidemia in children and adolescents with type 1 diabetes mellitus[J]. European Journal of Endocrinology，2013，168（4）：601−608.

[2] HAN C，HE X，XIA X，et al. Subclinical hypothyroidism and type 2 diabetes：a systematic review and meta−analysis[J]. PloS One，2015，10（8）：e0135233.

[3] 徐美荣，吴甘霖. 法舒地尔对早期糖尿病肾病患者氧化应激的影响 [J]. 实用医学杂志，2015，31（8）：1318−1320.

[4] 朱雨霏，赖亚新，姜凤伟，等. 亚临床甲状腺功能减退症患者及甲状腺功能正常者甲状腺功能与血糖水平的关系 [J]. 中华糖尿病杂志，2012，4（3）：139−143.

[5] ZHANG L，YANG G，SU Z，et al. Correlation between subclinical hypothyroidism and renal function in patients with diabetes mellitus[J]. Nephrology，2016，22（10）：790−795.

[6] YASUDA T，KANETO H，KURODA A，et al. Subclinical hypothyroidism is independently associated with albuminuria in people with type 2 diabetes[J]. Diabetes research and clinical practice，2011，94

（3）：e75-e77.

[7] RHEE C M，BRENT G A，KOVESDY C P，et al. Thyroid functional disease： an under-recognized cardiovascular risk factor in kidney disease patients[J]. Nephrology Dialysis Transplantation，2015，30（5）：724-737.

[8] AFSAR B，YILMAZ M I，SIRIOPOL D，et al. Thyroid function and cardiovascular events in chronic kidney disease patients[J]. Journal of nephrology，2017，30（2）：235-242.

[9] VILLANUEVA I，ALVA-SANCHEZ C，PACHECO-ROSADO J. The role of thyroid hormones as inductors of oxidative stress and neurodegeneration[J]. Oxidative medicine and cellular longevity，2013，2013（2013）：218145.

[10] JENA S，CHAINY G B N，DANDAPAT J. Hypothyroidism modulates renal antioxidant gene expression during postnatal development and maturation in rat[J]. General and comparative endocrinology，2012，178（1）：8-18.

[11] DA ROSA ARAUJO A S，DE MIRANDA S，FREITAS M，et al. Increased resistance to hydrogen peroxide - induced cardiac contracture is associated with decreased myocardial oxidative stress in hypothyroid rats[J]. Cell Biochemistry and Function，2010，28（1）：38-44.

[12] SHINOHARA R，MANO T，NAGASAKA A，et al. Lipid peroxidation levels in rat cardiac muscle are affected by age and thyroid status[J]. Journal of Endocrinology，2000，164（1）：97-102.

[13] SAHOO D K，ROY A，BHANJA S，et al. Hypothyroidism impairs antioxidant defence system and testicular physiology during development and maturation[J]. General and Comparative Endocrinology，2008，156（1）：63-70.

[14] HARIBABU A, REDDY V S, PALLAVI C, et al. Evaluation of protein oxidation and its association with lipid peroxidation and thyrotropin levels in overt and subclinical hypothyroidism[J]. Endocrine, 2013, 44（1）: 152-157.

[15] SANTI A, DUARTE M M M F, DE MENEZES C C, et al. Association of lipids with oxidative stress biomarkers in subclinical hypothyroidism[J]. International Journal of Endocrinology, 2012.

[16] CAI Y, MANIO M M, LEUNG G P H, et al. Thyroid hormone affects both endothelial and vascular smooth muscle cells in rat arteries[J]. European Journal of Pharmacology, 2015, 747: 18-28.

[17] OBRADOVIC M, GLUVIC Z, SUDAR-MILOVANOVIC E, et al. Nitric Oxide as a Marker for Levo-Thyroxine Therapy in Subclinical Hypothyroid Patients[J]. Current Vascular Pharmacology, 2016, 14（3）: 266-270.

[18] FRANK C. Brosius III. New insights into the mechanisms of fibrosis and sclerosis in diabetic nephropathy. [J]Reviews in Endocrine & Metabolic Disorders, 2008, 9（4）: 245-254.

[19] HILLS C E , AI-RASHEED N , AL-RASHEED N, et al.C-peptide reverses TGF-β 1-induced changes in renal proximal tubular cells: implications for treatment of diabetic [J]. American Journal of Physiology - Renal Physiology, 2009, 296（3）: F614-F621.

[20] CHOW F Y, NIKOLIC PATERSON D J, ATKINS R C, et al. Macrophages in streptozotocin-induced diabetic nephropathy: potential role in renal fibrosis[J]. Nephrology, dialysis, transplantation: official publication of the European Dialysis and Transplant Association - European Renal Association, 2004, 19（12）: 2987-2996.

[21] IWANO M, PLIETH D, DANOFF TM, et al. Evidence that fibroblasts

derive from epithelium during tissue fibrosis[J]. Journal of Clinical Investigation, 2002, 110（3）: 341–350.

[22] RASTALDI M P, FERRARIO F, GIARDINO L, et al. Epithelial–mesenchymal transition of tubular epithelial cells in human renal biopsies[J]. Kidney International, 2002, 62（1）: 137–146.

[23] ZEISBERG M. KALLURI R. The role of epithelial–to–mesenchymal transition in renal fibrosis[J]. Mel Med, 2004, 82: 175–181.

[24] LI J H, WANG W, HUANG XR, et al. Advanced glycation end products induce tubular epithelial–myofibroblast transition through the RAGE–ERK1/2 MAP kinase signaling pathway[J]. American Journal of Pathology, 2004, 164（4）: 1389–1397.

[25] BOLZAN A D , Bianchi MS. Genotoxicity of streptozotcein [J]. Murat Res , 2002, 512: 121–134.

[26] BREYER M D ,ERWIN BÖTTINGER, BROSIUS F C, et al. Mouse Models of Diabetic Nephropathy. [J]Journal of the American Society of Nephrology, 2005, 16（1）: 27–45.

[27] ESSAWY M, SOYLEMEZOGLU O, MUCHANETAKUBARA EC, et al. Myofibroblasts and the progression of diabetic nephropathy[J]. Nephrol Dial Transplant, 1997, 12（1）: 43–46.

[28] BECKER N G. Myofiboblasts and arteriolar sclerosis in human diabetic neph ropathy[J]. American Journal of Kidney Diseases, 1997, 29（6）: 912–918.

[29] SANAI T, SOBKA T, JOH SON T, et al. Expression of cytoskeletal proteins during the course of experimental diabetic nephropathy[J]. Diabetologia, 2000, 43: 91–100.

[30] BISHOP A L, HALL A. Rho GTPases and their effector proteins[J]. Biochem, 2000, 348（2）: 241–255.

[31] KENSUKE N，NAOTSUGU O，JAMES K，et al. Physiological role of ROCKs in the cardiovascular system[J]. American Journal of Physiology，2006，290（3）：C661-C668.

[32] SHREYAS D，BRYAN N B，F MICHAEL H，et al. Complete reversal of epithelial to mesenchymal transition requires inhibition of both ZEB expression and the Rho pathway[J].BMC Cell Biology，2009，10（1）：94.

[33] ZHAO X H，CAROL L，PAM A，et al.Force activates smooth muscle actin. promoter activity through the Rho signaling pathway[J]. Journal of Cell Science，2007，120（10）：1801-1809.

[34] BACH L A. Rho Kinase Inhibition：A new approach for treating diabetic nephropathy?[J]. Diabetes，2008，57（3）：532-533.

[35] KOLAVENNU V，ZENG L，PENG H，et al. Targeting of RhoA/ROCK signaling ameliorates progression of diabetic nephropathy independent of glucose control[J]. Diabetes，2008，57（3）：714-723.

[36] PENG F F，WU D C，ALISTAIR J，et al. RhoA/Rho-Kinase contribute to the pathogenesis of diabetic renal disease[J]. Diabetes，2008，57：1683-1692.

[37] ISHIBASHI F. High glucose increase phosphocofilin via phosphorylation of LIM kinase due to Rho/Rho kinase activation in cultured pig proximal tubular epithelial cells[J].Diabetes research and clinical practice，2008，80（1）：24-33.

[38] INA K，KITAMURA H，TATSUKAWA S，et al. Contraction of tubulointerstitial fibrosis tissue in diabetic nephropathy，as demonstrated in an in vitro fibrosis model[J].Virchows Archiv，2007，451（5）：911-921.

[39] PHYLLUS Y，MONG，QIN. Activation of Rho Kinase Isoforms in Lung Endothelial Cells during Inflammation[J].Journal of immunology

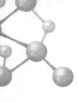

（Baltimore，Md.：1950），2009，182（4）：2385-2394.

[40] WETTSCHURECK N，OFFERMANNS S. RhoA/Rho—kinase mediated signaling in physiology and pathophysiology[J]. Journal of Molecular Medicine，2002，80（10）：629-638.

[41] KANDA T，WAKINO S，HAYASHI K，et al. Efect of fasudil on Rho-kinase and nephmpathy in subtotally nephrectomized spontaneously hypertensive rats[J].Kidney International，2003，64（6）：2009-2019.

[42] NAGATOYA K，MORIYAMA T，Kawada N，et al.Y-27632 prevents tubulointerstitial fibrosis in mouse kidneys with unilateral obstruction[J]. Kidney IntInternational：Official Journal of the International Society of Nephrology，2002，61（5）：1684-1695.

[43] PRAKASH J，DE BORST M H，LACOMBE M，et al. Inhibition of renal rho kinase attenuates ischemia/reperfusion-induced injury[J].Journal of the American Society of Nephrology：JASN，2008，19（11）：2086-2097.

[44] WASAKI H，OKAMOTO R，KATO R，et al. High glucose induces plasminogen activator inhibitor-1 expression through Rho / Rho Kinase-mediated NF-kBactivation in Bovine aortic endothelial cells[J]. Atherosclerosis，2008，196（1）：22-28.

[45] KAWAMURA H，YOKOTE K，ASAUMI S，et al. High Glucose-induced upregulation of osteopontin is mediated via Rho/Rho kinase pathway in cultured rat aortic smooth muscle cells[J]. Arteriosclerosis，Thrombosis，and Vascular Biology，2004，24（2）：276-281.

[46] BACH L A. Rho Kinase Inhibition：a new approach for treating diabetic nephropathy?[J]. Diabetes，2008，57（3）：532-533.

[47] FU P，LIU F，SU S，et al. Signaling Mechanism of Renal Fibrosis in Unilateral Ureteral Obstructive Kidney Disease in ROCK1 Knockout

Mice[J]. Journal of the American Society of Nephrology, 2006, 17（11）: 3105–3114.

[48] HILLS C E , SQUIRES P E. Squires. TGF−beta1−Induced Epithelial− to−Mesenchymal Transition and Therapeutic Intervention in Diabetic Nephropathy[J]. American Journal of Nephrology, 2010, 31（1）: 68–74.

[49] ZHANG Y E. Non−Smad pathways in TGF− β signaling[J]. 细胞研究（英文版）, 2009, 19（1）: 128–139.

[50] MASSZI A , CIANO C D ,GÁBOR SIROKMÁNY, et al. Central role for Rho in TGF− β −induced α −smooth muscle actin expression during epithelial−mesenchymal transition[J]. American Journal of Physiology. Renal Physiology, 2003, 284（5）: F911–F924.

[51] FERRARI A , VELIGODSKIY A , BERGE U, et al.ROCK−mediated contractility, tight junctions and channels contribute to the conversion of a preapical patch into apical surface during isochoric lumen initiation[J]. Journal of Cell Science, 2008, 121（21）: 3649−3663.

[52] SZASZI K, SIROKMANY G, DI CIANO OLIVEIRA C, et al. Depolarization induces Rho−Rho kinase−mediated myosin light chain phosphorylation in kidney tubular cells.Am J Physiol Cell[J].American Journal of Physiology Cell Physiology, 2005, 289（3）: C673−C685.

[53] CLEMENTS R T, MINNEAR F L, SINGER H A, et al. RhoA and Rho− kinase dependent and independent signals mediate TGF−beta−induced pulmonary endothelial cytoskeletal reorganization and permeability[J]. American Journal of Physiology Lung Cellular & Molecular Physiology, 2005, 288（2）: L294−L306.

[54] KENJI, TAKASHI, KATSUTOSHI N, et al.Multiple downstream signalling pathways from ROCK, a target molecule of Rho small G

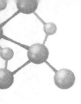

protein, in reorganization of the actin cytoskeleton in Madin ± Darby canine kidney cells.Genes to Cells[J]. Genes to Cells, 2000, 5（11）: 929–993.

[55] HERTIG A, ANGLICHEAU D ,JÉRME VERINE, et al.Early epithelial phenotypic changes predict graft fibrosis[J]. Journal of the American Society of Nephrology, 2008, 19（8）: 1584–1591.

[56] ARESU L, RASTALDI M P, PREGEL P, et al.Dog as model for down-expression of E-cadherin and beta-catenin in tubular epithelial cells in renal fibrosis[J]. Virchows Archiv, 2008, 453（6）: 617–625.

[57] ANDRA´S M, FAN L Z, LA´ SZLO´ R, et al. Integrity of Cell-Cell Contacts Is a Critical Regulator of TGF-β-Induced Epithelial-to-Myofibroblast Transition.Role for β-Catenin[J]. American Journal of Pathology, 2004, 165（6）: 1955–1967.

[58] FURUKAWA T, NUKADA T, MIURA R, et al.Differential blocking action of dihydropyridine Ca^{2+} antagonists on a T-type Ca^{2+} channel（alpha1G）expressed in Xenopus oocytes[J]. J Cardiovasc Pharmacol, 2005, 45（3）: 241–246.

[59] SUGANO N WAKINO S, KANDA T, et al.T-type calcium channel blockade as a therapeutic strategy against renal injury in rats with subtotal nephrectomy[J]. Kidney International, 2008, 73（7）: 826–834.

[60] YAO K , NAGASHIMA K , MIKI H. Pharmacological, pharmacokinetic, and clinical properties of benidipine hydrochloride, a novel, long-acting calcium channel blocker[J]. Journal of Pharmacological Sciences, 2006, 100（4）: 243–261.

[61] Matsubara M, Hasegawa K. Effects of benidipine, a dihydropyridine-Ca^{2+} channel blocker, on expression of cytokine-induced adhesion molecules and chemoattractants in human aortic endothelial cells[J].

European Journal of Pharmacology, 2004, 498（1-3）: 303-314.

[62] AKIZUKI O, INAYOSHI A, KITAYAMA T, et al.Blockade of T-type voltage-dependent Ca^{2+} channels by benidipine, a dihydropyridine calcium channel blocker, inhibits aldosterone production in human adrenocortical cell line NCI-H295R [J].European Journal of Pharmacology, 2008, 584（2-3）: 424-434.

[63] JESMIN S, HATTORI Y, MAEDA S, et al. Subdepressor dose of benidipine ameliorates diabetic cardiac remodeling accompanied by normalization of upregulated endothelin system in rats[J].American Journal of Physiology Heart & Circulatory Physiology, 2006, 290（5）: H2146-H2154.

[64] ONO T, LIU N, KUSANO H, et al.Broad antiproliferative effects of benidipine on cultured human mesangial cells in cell cycle phases[J]. Am J American Journal of Nephrology, 2002, 22（5-6）: 581-586.

[65] PAL P B, SINHA K, SIL P C. Mangiferin Attenuates Diabetic Nephropathy by Inhibiting Oxidative Stress Mediated Signaling Cascade, TNF-α Related and Mitochondrial Dependent Apoptotic Pathways in Streptozotocin-Induced Diabetic Rats[J]. PloS One, 2014, 9（9）: e107220.

[66] KITADA M, KUME S, IMAIZUMI N, et al. Resveratrol improves oxidative stress and protects against diabetic nephropathy through normalization of Mn-SOD dysfunction in AMPK/SIRT1-independent pathway[J].Diabetes, 2011, 60（2）: 634-643.

[67] PAN H Z, ZHANG L, GUO M Y, et al.The oxidative stress status in diabetes mellitus and diabetic nephropathy[J].Acta Diabetologica, 2010, 47（1）: 71-76.

[68] LEE S H, NAM B Y, KANG E W, et al.Effects of an oral adsorbent

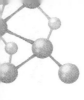
on oxidative stress and fibronectin expression in experimental diabetic nephropathy[J].Nephrology, Dialysis, Transplantation: Official Publication of the European Dialysis and Transplant Association-European Renal Association, 2010, 25（7）: 2134-2141.

[69] KOMERS, RADKO. Rho kinase inhibition in diabetic kidney disease[J]. British Journal of Clinical Pharmacology, 2013, 76（4）: 551-559.

[70] MATOBA K, KAWANAMI D, OKADA R, et al. Rho-kinase inhibition prevents the progression of diabetic nephropathy by downregulating hypoxia-inducible factor 1 α [J]. Kidney International, 2013, 84（3）: 545-554.

[71] KOMERS R, OYAMA T T, BEARD D R, et al. Rho kinase inhibition protects kidneys from diabetic nephropathy without reducing blood pressure[J].Kidney International, 2011, 79（4）: 432-442.

[72] MANICKAM N, PATEL M, GRIENDLING K K, et al. RhoA/Rho kinase mediates TGF-β 1-induced kidney myofibroblast activation through Poldip2/NOX4-derived reactive oxygen species[J]. American Journal of Physiology-Renal Physiology, 2014, 307（2）: F195-F171.

[73] GOJO A, UTSUNOMIYA K, TANIGUCHI K, et al. The Rho-kinase inhibitor, fasudil, attenuates diabetic nephropathy in streptozotocin-induced diabetic rats[J]. European Journal of Pharmacology, 2007, 568（1-3）: 242-247.

[74] GOMES M B, NEGRATO C A. Alpha-lipoic acid as a pleiotropic compound with potential therapeutic use in diabetes and other chronic diseases[J]. Diabetology and Metabolic Syndrome, 2014, 6（1）: 80.

[75] 刘明, 石勇铨, 彭玲, 等. 通心络和 α-硫辛酸对高糖诱导的乳鼠心肌细胞保护作用研究及机制探讨 [J]. 实用医学杂志, 2010, 26（9）: 1528-1530.

[76] LIN H，YE S，XU J，et al. The Alpha-lipoic acid decreases urinary podocalyxin excretion in type 2 diabetics by inhibiting oxidative stress in vivo[J]. Journal of Diabetes and its Complications，2015，29（1）：64-67.

[77] 姜海波，王小川，钱达元，等. 灯盏花素联合 α-硫辛酸治疗糖尿病周围神经病变的疗效 [J]. 实用医学杂志，2011，27（11）：2043-2044.

[78] GOJO A，UTSUNOMIYA K，TANIGUCHI K，et al. The Rho-kinase inhibitor，fasudil，attenuates diabetic nephropathy in streptozotocin-induced diabetic rats[J]. European Journal of Pharmacology，2007，568（1-3）：242-247.

[79] MATOBA K，KAWANAMI D，ISHIZAWA S，et al. Rho-kinase mediates TNF-α-induced MCP-1 expression via p38 MAPK signaling pathway in mesangial cells[J]. Biochemical and Biophysical Research Communications，2010，402（4）：725-730.

[80] LAN H Y. Transforming growth factor - β/Smad signalling in diabetic nephropathy[J]. Clinical and Experimental Pharmacology and Physiology，2012，39（8）：731-738.

[81] RISER B L，CORTES P，DENICHILO M，et al. Urinary CCN2（CTGF）as a possible predictor of diabetic nephropathy： preliminary report[J]. Kidney International，2003，64（2）：451-458.

[82] NGUYEN T Q，TARNOW L，ANDERSEN S，et al. Urinary connective tissue growth factor excretion correlates with clinical markers of renal disease in a large population of type 1 diabetic patients with diabetic nephropathy[J]. Diabetes Care，2006，29（1）：83-88.

[83] 苏双全，赵莉，夏林，等. 他克莫司对糖尿病大鼠肾组织巨噬细胞浸润、增殖及活化的影响 [J]. 临床肾脏病杂志，2012，12（3）：131-134.

[84] GIUNTI S，TESCH G H，PINACH S，et al. Monocyte chemoattractant

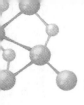

protein-1 has prosclerotic effects both in a mouse model of experimental diabetes and in vitro in human mesangial cells[J]. Diabetologia，2008，51（1）：198-207.

[85] ADLER S G，SCHWARTZ S，WILLIAMS M E，et al. Phase 1 study of anti-CTGF monoclonal antibody in patients with diabetes and microalbuminuria[J]. Clinical Journal of the American Society of Nephrology，2010，5（8）：1420-1428.

[86] 陈芬琴，王秋月.单核细胞趋化蛋白-1与糖尿病肾病[J].国际内科学杂志，2008，35（3）：140-143.

[87] KOMERS R，OYAMA T T，BEARD D R，et al. Rho kinase inhibition protects kidneys from diabetic nephropathy without reducing blood pressure[J].Kidney International，2011，79（4）：432-442.

[88] MATOBA K，KAWANAMI D，OKADA R，et al. Rho-kinase inhibition prevents the progression of diabetic nephropathy by downregulating hypoxia-inducible factor 1 α [J]. Kidney International，2013，84（3）：545-554.

[89] PATEL S，TAKAGI K，SUZUKI J，et al. RhoGTPase activation is a key step in renal epithelial mesenchymal transdifferentiation[J]. Journal of the American Society of Nephrology，2005，16（7）：1977-1984.

[90] WU G，TU Y，JIA R. The influence of fasudil on the epithelial-mesenchymal transdifferentiation of renal tubular epithelial cells from diabetic rats[J]. Biomedicine & Pharmacotherapy，2010，64（2）：124-129.

[91] 孙立群，赵慧颖，郭功亮，等 . p27Kip1 在大鼠动脉粥样硬化斑块中的表达及法舒地尔的干预作用 [J]. 中国动脉硬化杂志，2010，18（12）：961-965.

[92] 马建英，谭丽娟，潘娜娜 .法舒地尔对急性心肌梗死大鼠炎性细胞因子表达的影响 [J]. 临床心血管病杂志，2011，27（4）：313-316.